# 高级卫生专业技术资格考试用书
# 泌尿外科学模拟试卷（一）

主　编　刘志宇
编　者　(按姓氏笔画排序)
于　涛　刘亚莉　刘志宇
孙石春　孙丽娜　李　东
张　彤　张黎黎

中国协和医科大学出版社
北　京

# 模拟试卷（一）

## 一、单选题（以下每道考题有5个备选答案，请选择1个最佳答案）

1. 原发性醛固酮增多症的表现不包括（　）。
   A. 低血钾
   B. 低肾素
   C. 高尿钾
   D. 高血钙
   E. 高血压

2. 不属于2004年世界卫生组织（WHO）关于肾细胞癌病理组织学类型的有（　）。
   A. 黏液性管状及梭形细胞癌
   B. 肾乳头状腺癌
   C. Bellini集合管癌
   D. 肾嫌色细胞癌
   E. 肉瘤样癌

3. 以下哪项不是膀胱癌的表现（　）。
   A. DWI为高信号，表观扩散系数（ADC值）明显低于尿液
   B. 肿瘤以膀胱三角区和两侧壁多见
   C. 影像学特征为膀胱壁局限性增厚或突入腔内的软组织密度肿块
   D. $T_1$WI呈等信号或高信号，$T_2$WI呈稍低信号
   E. 首发症状是无痛性肉眼血尿

4. 以下哪项是神经源性膀胱患者的最终治疗目的（　）。
   A. 恢复膀胱功能
   B. 保护肾功能
   C. 解决尿失禁
   D. 使排尿通畅
   E. 防止膀胱输尿管反流

5. 以下哪项是非淋病性尿道炎最常见的病原体（　）。
   A. 沙眼衣原体
   B. 解脲支原体
   C. 红色念珠菌
   D. 腺病毒
   E. 单纯疱疹病毒

6. 下列哪项检查对了解肾积水的病因没有帮助（　）。
   A. 腹部CT检查
   B. 尿动力学检查
   C. 逆行造影
   D. 膀胱尿道镜
   E. 静脉肾盂造影

7. 女性压力性尿失禁发生相关因素不包括（　）。
   A. 盆腔脏器脱垂
   B. 多次生育
   C. 肥胖
   D. 年龄大
   E. 直系亲属患此病

8. 肾损伤影像学检查中，能迅速准确了解肾实质损伤的情况，尿外渗、肾周血肿情况，并可了解对侧肾功能、肝、脾、胰、大血管情况的检查是（　）。
   A. 静脉肾盂造影
   B. 腹部超声
   C. 腹部CT增强扫描
   D. 腹部MRI
   E. 肾动脉造影

9. 关于睾丸扭转，以下叙述错误的是（　）。
A. 可发生于任何年龄，青少年发病率较高
B. 容易误诊
C. 多发生于运动后
D. 病因主要是睾丸的解剖结构异常
E. 发病与环境因素和季节规律性相关

10. 前列腺增生症出现哪种症状时不宜用药物治疗（　）。
A. 伴发双肾积水
B. 伴发镜下血尿
C. 尿频、尿急症状较重
D. 排尿迟疑
E. 伴发尿路感染

11. 关于睾丸肿瘤的叙述，以下错误的是（　）。
A. 可引起早期男性乳房增生
B. 发病率较阴茎癌高
C. 通过淋巴转移
D. 绒毛膜上皮癌是一种早期侵犯血管的癌
E. 淋巴扩散是从腹膜后达肾蒂区

12. 肾肿瘤与腹膜后肾外肿瘤的鉴别要点是前者（　）。
A. 后腰部可扪及肿块
B. 不引起高血压
C. 不引起肾积水
D. 不引起肾盏变形
E. 不引起肾旋转

13. 关于肾肿瘤的病理，以下叙述错误的是（　）。
A. 肾盂癌是从肾盂柱状上皮发生的恶性肿瘤
B. 肾盂乳头状瘤亦可视为乳头状癌
C. 肾母细胞瘤是由肾内质组成的恶性肿瘤
D. 肾盂鳞状上皮癌多继发于肾盂结石或炎症
E. 肾癌是从肾小管上皮细胞发生的恶性肿瘤

14. 睾丸有光滑的白膜保护且位于（　）内，活动度大，故一般不易受到损伤。
A. 下腹部
B. 鞘膜腔
C. 精索
D. 阴囊
E. 腹股沟

15. 某运动员在运动过程中突发左腰部绞痛、血尿，可能患有的疾病是（　）。
A. 尿道结石
B. 肾输尿管结石
C. 左腰扭伤
D. 膀胱癌
E. 肾结石

16. 运动性血尿的特点是（　）。
A. 血尿常伴有其他症状
B. 是一种局限性的良性过程，预后良好
C. 预后差
D. 肾功能、X 线检查可能出现异常
E. 一般持续 2 周

17. 以下哪项是早期发现前列腺癌骨转移的检查方法（　）。
A. MRI
B. B 超
C. PET
D. KUB
E. CT

18. 临床评估肾结核患者病情，除全身情况外，最主要的依据是（　）。
A. 膀胱刺激症状的程度

B. 尿痛程度
C. 尿中是否找到结核杆菌
D. 静脉尿路造影或逆行肾盂造影结果
E. CT 检查结果

19. 关于肾皮质感染，以下叙述错误的是（　）。
A. 多数来源于血行感染
B. 病变发展可以导致肾周脓肿和腰大肌脓肿
C. 病变早期尿液中可以无炎症细胞
D. 早期行肾造瘘术有利于治疗
E. 多见于免疫力低下患者

20. 女性淋病性尿道炎常见的合并症不包括（　）。
A. 尿失禁
B. 尿道旁腺炎
C. 肛周炎
D. 子宫内膜炎
E. 盆腔脓肿

21. 关于阴囊炎性癌的治疗错误的是（　）。
A. 如活检证实为 Paget 病，应及早手术治疗
B. 目前治疗以阴囊局部扩大切除术为首选，切除病变之阴囊皮肤全层，切缘宜距病灶 1cm 以内
C. 手术时可有皮肤缺损，一般经皮肤松解均能缝合，不能缝合的病例，应行皮瓣转移或游离植皮术
D. 如睾丸鞘膜受侵犯，应同时切除睾丸
E. 如腹股沟淋巴结受侵犯，需行包括睾丸、精索、腹股沟淋巴结及髂腹股沟淋巴结在内的根治性切除

22. 尿道下裂临床表现不包括（　）。
A. 尿道开口异常
B. 阴茎向腹侧屈曲畸形
C. 阴茎背侧包皮堆积，腹侧皮肤缺乏
D. 阴茎向背侧屈曲畸形
E. 尿道开口位于冠状沟腹侧，呈裂隙状

23. 以下哪项不是引起急性肾衰竭的原因（　）。
A. 糖尿病肾病
B. 肾脏移植后的急性排斥反应
C. 肾缺血
D. 肾毒性损害
E. 血栓性微血管病

24. 以下哪项不是膀胱破裂后的临床表现（　）。
A. 大量乳糜尿
B. 腹痛
C. 休克
D. 尿瘘
E. 排尿困难、血尿

25. 输尿管损伤的病因不包括（　）。
A. 尿道造影时损伤
B. 腔内器械损伤
C. 放射性损伤
D. 外界暴力损伤
E. 开放性手术损伤

26. 肾结核的感染途径最多见的是（　）。
A. 肠道结核经感染到肾脏
B. 附睾结核经血行播散到肾脏
C. 膀胱结核逆行感染到肾脏
D. 腰椎结核直接扩散到肾脏
E. 肺内结核经血行播散到肾脏

27. 以下哪项是感染性结石的易感因素（　）。
A. 低钙尿症
B. 产生脲酶的细菌
C. 高草酸尿症

D. 集合管性酸中毒
E. 甲状旁腺功能亢进

28. 以下哪项属于诊断膀胱破裂的类型最可靠的方法（　）。
A. 腹腔 CT
B. 用金属探子试探
C. 耻骨下膀胱穿刺
D. 导尿并做注水试验
E. 膀胱造影

29. 患者，男性，25 岁。骑跨伤后 3 天，排尿困难、尿道口流血。查体：发热，阴囊明显肿大，发绀。正确的治疗方法是（　）。
A. 立即施行尿道修补
B. 立即以金属性尿管导尿
C. 立即导尿并留置橡胶导尿管
D. 耻骨上膀胱造瘘及引流外渗尿液
E. 立即行尿道会师

30. 患者，男性，30 岁。左肾结核无功能，右输尿管结石 1 枚，直径 1.6cm，右肾积水，全身无尿毒症表现，对该患者的处理应该是（　）。
A. 抗结核治疗下右输尿管切开取石
B. 切除无功能左肾
C. 抗结核治疗，等待结石排出
D. 引流右肾积水
E. 立即输尿管切开取石

31. 患者，男性，42 岁。无痛性肉眼血尿 1 个半月，膀胱镜检查见膀胱右侧壁有 1 个 3.0cm×2.5cm×2.0cm 大小乳头状新生物，膀胱部分切除术后发现病变已侵犯膀胱壁浅肌层，按照国际抗癌联合会分期法，这属于哪一期（　）。
A. Ta
B. $T_{2a}$
C. $T_1$
D. $T_3$
E. $T_{2b}$

32. 患者，女性，39 岁。因左腰部胀痛就诊。超声波检查发现左肾盂积水，肾盂内有一直径 2.1cm 结石，IVP 显示左肾中度积水，输尿管通畅，右肾正常，该患者最佳的治疗方法是（　）。
A. 经肾窦切开取石
B. 经皮肾镜取石
C. 肾盂切开取石
D. 观察，待积水加重再治疗
E. 体外震波碎石（ESWL）

33. 患者，女性，25 岁。近半年来时有右下腹疼痛伴膀胱刺激症状。查体：腹软，右下腹深压痛，右腰部轻叩痛。尿常规红细胞（++），白细胞（+）。肾图检查：右侧呈梗阻型曲线，应考虑的疾病是（　）。
A. 右输尿管下段结石
B. 急性阑尾炎
C. 慢性附件炎
D. 急性肾盂肾炎
E. 慢性膀胱炎

34. 患者，男性，28 岁。性生活导致包皮嵌顿 2 天。查体：包皮内板明显水肿、有炎性渗出，冠状沟处可见一明显狭窄环，龟头缺血呈酱紫色。处理措施是（　）。
A. 包皮环切术
B. 手法包皮复位
C. 立即切开整形
D. 包皮背侧切开、复位
E. 立即行狭窄环切开

35. 患者，女性，29岁。尿频、尿痛、尿血10个月，尿结核杆菌检查（+），IVP右肾不显影，左肾盂、肾盏有虫蚀样改变。血肌酐升高至410μmol/L。首先采取的治疗方法是（　）。
A. 抗结核治疗，右肾造口术
B. 右肾切除术
C. 抗结核治疗，再切除右肾
D. 抗结核治疗，再切除左肾
E. 左肾切除术

## 二、多选题（以下每道考题有5个备选答案，每道题至少有2个正确答案）

1. “肾癌三联征”包括（　）。
A. 消瘦
B. 腰腹部包块
C. 血尿
D. 胁肋部疼痛
E. 发热

2. 对诊断前列腺癌有意义的检查包括（　）。
A. 前列腺腔内B超
B. 直肠指检
C. 排泄性尿路造影
D. 前列腺穿刺活检
E. 血清PSA检查

3. 尿路结石的病因包括（　）。
A. 慢性肾衰竭患者因少尿导致的结石
B. 肾小管酸中毒导致的代谢紊乱
C. 尿路系统异物
D. 因过度肥胖而行小肠短路手术
E. 前列腺增生导致的下尿路梗阻

4. 以下哪项不是重复肾形成双肾盂、双输尿管，容易发生肾积水的部位（　）。
A. 双肾
B. 下肾
C. 双肾
D. 下端输尿管
E. 上肾

5. 以下哪些结石用碱化尿液的方法预防复发（　）。
A. 胱氨酸结石
B. 磷酸钙结石
C. 尿酸结石
D. 草酸钙结石
E. 磷酸镁胺结石

6. 常见的输尿管损伤包括（　）。
A. 子宫内膜癌根治术中损伤输尿管
B. 输尿管刀刺伤
C. 输尿管镜钬激光碎石术后输尿管穿孔
D. 放疗后输尿管闭塞
E. 肾盂输尿管交界处狭窄致严重肾积水

7. 肾、输尿管结石的典型表现有（　）。
A. 肾绞痛
B. 镜下血尿
C. 全程肉眼血尿
D. 压痛
E. 寒战

8. 生精功能障碍的病因包括（　）。
A. 睾丸本身疾病
B. 局部病变
C. 染色体异常
D. 前列腺增生
E. 精子发生功能障碍

9. 肾结核最常见的晚期并发症包括（　）。
A. 肾囊肿

B. 膀胱阴道瘘
C. 膀胱直肠瘘
D. 对侧肾积水
E. 膀胱挛缩

10. 下列有关膀胱癌的叙述正确的是（　）。
A. 50% 的患者 5 年内复发
B. 首先出现的症状是肾功能不全
C. 首先发生骨盆淋巴转移
D. 复发者恶性度高
E. 放射治疗是主要的辅助和姑息治疗

11. 以下关于急性附睾炎的治疗措施，叙述正确的是（　）。
A. 张力过高，切开减压
B. 卧床休息，托起阴囊
C. 选用广谱抗生素治疗
D. 脓肿形成，切开引流
E. 0.5% 利多卡因精索封闭

12. 睾丸生殖细胞肿瘤包括（　）。
A. 卵黄囊肿瘤
B. 精原细胞瘤
C. 畸胎癌
D. 鳞癌
E. 胚胎癌

13. 排泄性尿路造影对诊断肾损伤的价值，以下叙述正确的是（　）。
A. 能显示肾挫伤
B. 可显示对侧肾功能
C. 能显示患肾造影剂外溢
D. 可显示患肾功能
E. 能显示患肾肾盂肾盏变形

14. 急性膀胱炎最常见的两种致病菌是（　）。
A. 淋球菌
B. 大肠埃希菌
C. 粪肠球菌
D. 腐生葡萄球菌
E. 链球菌

15. 膀胱外翻的男性患者常伴有的疾病包括（　）。
A. 尿道下裂
B. 完全性的尿道上裂
C. 睾丸下降不全
D. 上尿路感染
E. 肾积水

16. 以下哪项不是男性不育的主要病因（　）。
A. 生精功能障碍
B. 输精管道梗阻
C. 射精功能障碍
D. 前列腺炎
E. 鞘膜积液

17. 肾血管性高血压常见的临床表现包括（　）。
A. 继发性醛固酮增多症
B. 血尿
C. 上腹部血管杂音
D. 腰痛
E. 高血压

18. 下列有关腹膜后纤维化的病理，叙述正确的是（　）。
A. 肉眼所见为扁平、坚实的灰白色纤维斑块与腹膜后致密粘连
B. 腹主动脉下段、上腔静脉均被纤维组织包绕
C. 表现为一种亚急性、非特异性、具有不同程度的纤维、脂肪组织炎症反应

D. 以纤维组织为主要成分
E. 伴中性粒细胞、淋巴细胞、单核细胞浸润

19. 证实有无残尿和测定残尿量的检查，错误的是（　）。
A. 排尿后插入导尿管
B. 排尿后膀胱区叩诊
C. 肛门直肠指诊
D. 排尿后膀胱区超声检查
E. 排尿后泌尿系平片（KUB）检查

20. 肾结核的诊断依据包括（　）。
A. X 线造影破坏或钙化性改变
B. 膀胱刺激征
C. 尿中找到抗酸杆菌
D. 脓尿血尿
E. 腰部剧痛

## 三、案例分析题（每个案例至少有3个提问，每个提问有多个备选答案，其中正确答案有1个或多个）

（1~4 题共用题干）

患者，女性，28 岁。5 年前开始出现面红、痤疮，多食，体重增加 13kg。4 年前开始出现声音变粗、多毛。婚后 3 年未育。本次因停经 8 个月就诊。查体：即 160/110mmHg。肥胖，以躯干为主，四肢变细，下腹可见少许淡紫色条纹；四肢毳毛粗黑，阴毛浓密，阴蒂肥大。

1. 根据患者的病情，其最可能的诊断是（　）。
A. 单纯性肥胖
B. 库欣综合征
C. 异位激素分泌（ACTH）综合征
D. 垂体肿瘤
E. 多囊卵巢综合征

2. 以下具有重要诊断价值的检查是（　）。
A. 泌尿系超声
B. 泌尿系磁共振成像（MRU）
C. 腹部及盆腔 CT 平扫 + 增强
D. 血睾酮、雌二醇等内分泌激素检查
E. 子宫及附件超声

3. 内分泌检查结果：血浆 ACTH <1.1pmol/L。皮质醇节律消失(0 点皮质醇)496.6nmol/L，24 小时尿游离皮质醇 1241nmol/L（正常值 33.93~285.55nmol/24h），小剂量地塞米松抑制试验不被抑制。24 小时尿儿茶酚胺正常。硫酸脱氢表雄酮 >26μmol/L（正常值 0.62~6.90μmol/L）。患者目前最可能的诊断是（　）。
A. 肾上腺皮质腺瘤
B. 肾上腺皮质癌
C. 肾上腺嗜铬细胞瘤
D. 肾上腺囊肿
E. 原发性醛固酮增多症

4. 根据患者病情，首选的合理治疗方法是（　）。
A. 化疗
B. 腹腔镜根治性左肾上腺肿瘤切除术
C. 放射治疗
D. 开放根治性左肾上腺肿瘤切除术
E. $I^{131}$ 核素治疗

（5~10 题共用题干）

患者，男性，38 岁。因反复左侧腰痛 11 年就诊。查体：双肾区叩痛（-），双侧

输尿管走行区域无压痛，膀胱区叩诊呈鼓音。肾脏 B 超检查：左肾盂多发不规则强回声，范围 3cm×5cm，伴有声影。

5. 该患者需要进一步做的检查包括（　）。
   A. 尿细菌培养
   B. 血尿酸检测
   C. 甲状旁腺功能测定
   D. 静脉肾盂造影
   E. 膀胱镜检
   F. 尿细胞学分析
   G. 泌尿系 CT 及三维重建

6. 患者腹部泌尿系平片（KUB）检查提示左肾区隐约可见浅淡的阴影，边缘比较规则。该患者肾盂结石的可能是（　）。
   A. 磷酸镁胺
   B. 草酸钙
   C. 一水草酸钙
   D. 胱氨酸
   E. 尿酸
   F. 磷酸钙

7. 患者经影像学检查，明确诊断为左肾盂不完全铸形结石，无明显的肾盂积水。该患者下一步的治疗方案应首选（　）。
   A. 经皮肾镜碎石、取石术
   B. 体外冲击波碎石术
   C. 经肾窦切开取石术
   D. 右肾实质切开取石术
   E. 左肾切除术
   F. 肾盂切开取石术

8. 如果对该患者实施体外冲击波碎石治疗，以下哪种情况不允许（　）。
   A. 长期服用阿司匹林
   B. 多囊肾合并肾结石
   C. 马蹄肾并有肾结石
   D. 妊娠合并肾结石
   E. 伴有原发性高血压
   F. 装有心脏起搏器
   G. 伴原发性血小板减少症

9. 以下哪种情况是经皮肾镜手术的禁忌证（　）。
   A. 肾内型肾盂合并肾结石
   B. 肾积脓
   C. 肾结石合并急性上尿路感染
   D. 孤立肾
   E. 极度肥胖
   F. 出血性疾病
   G. 马蹄肾合并肾结石

10. 手术中所见结石为淡黄色，表面光滑，不容易被粉碎。追问病史，患者诉半年来多次出现右大脚趾内侧肿痛，予对症治疗后可缓解。若该患者的结石治疗成功，为预防结石复发，应采取的措施包括（　）。
    A. 口服丙磺舒
    B. 适当限制钠盐的摄入
    C. 口服碳酸氢钠
    D. 口服螺内酯（安体舒通）
    E. 口服别嘌醇
    F. 口服 10% 的枸橼酸钾溶液
    G. 口服广谱抗生素以预防感染

（11～14 题共用题干）

患者，女性，55 岁。右腰痛伴高热 4 天就诊。泌尿系统 B 超提示右肾重度积水，左肾轻度积水，右肾皮质厚 0.41cm，左肾皮质厚 1.7cm。泌尿系统 CT 提示双侧肾盂与输尿管连接部狭窄。血液生化检测示肾功能正常。

11. 根据患者的病情，首先应进行的处理是（　）。
    A. 右肾切除术

B. 左肾盂输尿管连接部成形术
C. 右肾造瘘术
D. 左肾切除术
E. 左肾造瘘术

12. 患者行右肾造瘘术，引流出大量脓尿，经积极抗感染治疗，体温逐渐恢复正常。右肾造瘘引流每日205ml，尿比重1.013。要进一步评价患者的肾功能，应进行的检查是（　）。
A. 双肾MRI
B. 泌尿系统增强CT
C. 夹闭造瘘管，行核素利尿肾动态检测
D. 尿流率检测
E. 开放造瘘管，行核素利尿肾动态检测
F. 单侧输尿管逆行造影

13. 3个月后，患者行核素利尿肾动态检测，提示左肾灌注正常，右肾灌注减低；肾小球滤过率（GFR）左侧为28ml/min，右侧为4ml/min；左侧上尿路不完全性机械性梗阻，右侧上尿路完全性机械性梗阻。对该患者应进一步采取的治疗措施是（　）。
A. 左肾切除术
B. 右肾盂输尿管连接部成形术
C. 右肾输尿管全长切除术
D. 左肾盂输尿管连接部成形术
E. 右肾切除术
F. 左肾输尿管全长切除术

14. 若患者左侧的肾盂输尿管连接部狭窄，应采取的治疗措施是（　）。
A. 肾盂输尿管连接部成形术
B. 观察
C. 肾切除术
D. 肾造瘘术
E. 输尿管支架（DJ管）植入术
F. 肾输尿管全长切除术

（15~19题共用题干）

患者，男性，70岁。渐进性排尿困难4年，间断尿失禁2年就诊。患者既往有高血压病史，口服降压药，血压控制良好。患者2年前曾患脑梗死，经治疗后好转。

15. 根据患者病情，应做的初步检查包括（　）。
A. 盆腔MRI
B. 泌尿系B超
C. 尿流率
D. 血清前列腺特异抗原（PSA）
E. 尿常规
F. 泌尿系CT
G. 尿动力学

16. 经详细询问病史，患者尿失禁主要表现为感觉有尿时就需立即排尿，否则即尿失禁。该患者最可能的尿失禁类型是（　）。
A. 急迫性尿失禁
B. 压力性尿失禁
C. 充溢性尿失禁
D. 老年性尿失禁
E. 混合性尿失禁
F. 真性尿失禁

17. 泌尿系B超：双肾未见异常，膀胱内有一约2.1cm×2.1cm致密影，随体位移动，考虑膀胱结石。该患者的治疗方式包括（　）。
A. 经耻骨上前列腺摘除术+膀胱取石术
B. 观察
C. 经尿道膀胱碎石术+经尿道前列腺电切术
D. 留置尿管
E. 药物治疗
F. 留置膀胱造瘘管

18. 患者手术前应做的检查是（　）。
A. 膀胱尿道造影
B. 尿动力学
C. 泌尿系磁共振成像（MRU）
D. 泌尿系增强 CT
E. 膀胱 CT
F. 膀胱输尿管造影

19. 患者尿动力学：膀胱出口梗阻，逼尿肌过度活动。行经尿道膀胱碎石 + 经尿道前列腺电切术。术后 3 个月复查，患者排尿明显通畅，但急迫性尿失禁仅略有好转。此时，应考虑的治疗方法是（　）。
A. 口服 M 受体阻滞剂
B. 口服 5α 还原酶抑制剂
C. 口服 α 受体阻滞剂
D. 观察
E. 药物联合治疗
F. 中药治疗

（20~25 题共用题干）

患者，女性，40 岁。尿频、尿急 2 年，加重 2 个月就诊。行泌尿系超声检查示：左肾积水，膀胱壁增厚。尿常规：白细胞 31 个/HP，尿 pH 4.5，尿潜血（+++）。既往史：患者 5 年前曾患有肺结核，已治愈。

20. 为明确诊断，需要进一步检查的是（　）。
A. 膀胱测压
B. 尿抗酸杆菌
C. 胸部 X 线平片
D. 输尿管镜检查
E. 泌尿系 CT
F. 膀胱 B 超
G. 结核菌素纯蛋白衍生物试验

21. 该患者泌尿系 CT 检查：左侧肾盂扩张，肾上极可见两处不规则低密度灶，左侧输尿管壁上段增厚且伴有扩张。膀胱壁增厚，膀胱黏膜粗糙。最有可能的诊断是（　）。
A. 肾癌
B. 间质性膀胱炎
C. 膀胱肿瘤
D. 泌尿系结核
E. 急性细菌性膀胱炎
F. 急性肾盂肾炎
G. 急性前列腺炎

22. 针对该患者血尿，以下叙述错误的是（　）。
A. 血尿多为中段血尿
B. 血尿多为终末血尿
C. 血尿多于尿频、尿急、尿痛症状之后出现
D. 血尿多于尿频、尿急、尿痛症状之前出现
E. 血尿多为全程肉眼血尿

23. 若患者肾功能完全丧失，决定行肾切除术，手术前抗结核药物治疗的时间是（　）。
A. 2~4 周
B. 1~2 周
C. 2~3 周
D. 4~5 周
E. 6~8 周
F. 8~10 周

24. 肾结核合并生殖系统结核的概率是（　）。
A. 15%~25%
B. 25%~35%
C. 50%~70%
D. 30%~50%

E. 75%~85%
F. 85%~95%

25. 体检中，发现患者阴囊内可触及质硬结节。以下叙述错误的是（ ）。
A. 附睾结核几乎均为睾丸结核直接蔓延而引起
B. 最有可能的是输精管结核
C. 局部红肿热痛症状明显
D. 会出现血精
E. 需与急性附睾炎鉴分
F. 最有可能的是附睾结核

（26~31 题共用题干）

患者，男性，25 岁。左侧腰部因被木棍打击，疼痛伴血尿 2 天入院。查体：T 37℃，P 80 次/分，R 22 次/分，BP 105/75mmHg。意识清楚，左侧腰部可见淤斑，全腹压痛，左腰及左侧上腹压痛明显，无反跳痛，左肾区有叩击痛，深触诊可及左肾区包块。血常规：血红蛋白 70g/L，血细胞比容 40%。尿常规：白细胞 5 个/HP，红细胞满视野。

26. 该患者首先应考虑的诊断（ ）。
A. 急性腹膜炎
B. 左肾挫裂伤
C. 贫血
D. 失血性休克
E. 左肾周血肿
F. 右肾肿瘤

27. 为进一步确诊患者病情，目前最重要的影像学检查是（ ）。
A. 胸部 CT 扫描
B. 放射性核素肾扫描
C. 腹部 MRI
D. 腹部 CT 增强扫描
E. 静脉肾盂造影
F. 腹部 X 线平片
G. 肾动脉造影

28. 患者腹部增强 CT 扫描示左肾挫裂伤，倾向Ⅲ级，左肾周血肿。下一步的治疗方案包括（ ）。
A. 使用广谱抗生素
B. 吸氧
C. 绝对卧床
D. 补液
E. 左肾修补术
F. 心电监护，密切观测血压、脉搏的变化
G. 留置尿管
H. 超选择性肾动脉栓塞术

29. 患者卧床 5 天后，血常规检查：血红蛋白 86g/L，血细胞比容 46%。患者尿液颜色未加深，复查腹部 CT 增强扫描示左肾周血肿未扩大。对患者进一步的治疗措施包括（ ）。
A. 继续绝对卧床休息 2 周以上
B. 剖腹探查
C. 使用止血药
D. 血管介入栓塞止血
E. 输血
F. 加快补液速度

30. 以下哪项是肾损伤的并发症（ ）。
A. 尿外渗及尿性囊肿
B. 迟发性出血
C. 假性动脉瘤
D. 动静脉瘘
E. 损伤后高血压
F. 外伤后肾积水
G. 肾周脓肿

31. 以下关于肾损伤患者的随访，叙述错误的是（ ）。
A. 肾损伤近期随访时密切观察腰腹部体征
B. 肾损伤远期随访的目的是了解伤情

变化及肾功能恢复情况

C. 严密监测生命体征是近期随访的重要内容

D. 肾损伤近期随访的目的是评估肾脏功能及并发症情况

E. 应每 3 个月复查核素肾扫描

F. 复查时，应根据患者情况选择影像学检查

G. 患者出院时可行腹部 CT 和核素肾扫描

H. 定期复查腹部 CT 和超声

(32~34 题共用题干)

患者，男性，50 岁。发现右腹股沟区包块伴疼痛 2 天就诊。2 天前，患者无明显诱因于右腹股沟区出现 1 个肿大包块，伴腹部阵发性绞痛，右阴囊下坠样胀痛，自觉腹胀、恶心、呕吐，无寒战、发热，2 天来无排气、排便，排尿正常。否认外伤及家族史。查体：右阴囊空虚，右腹股沟区可触及 8.0cm × 2.5cm × 2.0cm 大小包块，质韧，活动度好。血常规：白细胞 $10.5\times10^9/L$。

32. 根据患者的病情及查体所见，该患者最有可能的诊断是（　）。

A. 左侧隐睾

B. 睾丸结核

C. 肠梗阻

D. 睾丸鞘膜积液

E. 右腹股沟斜疝嵌顿

F. 左输尿管结石

33. 根据患者的病情，较为合理的治疗方法是（　）。

A. 急诊剖腹探查

B. 抗结核治疗

C. 肿块穿刺活检

D. 抗炎治疗

E. 包块回纳术

F. 继续补液观察

34. 术中探查示右侧睾丸体积较小，表面光滑，位于腹股沟内环处，与周围组织无粘连，鞘膜腔内见黑色坏死回肠，长度 8.2cm，距回盲部 5.1cm，坏死肠管无破裂。下一步的合理治疗方式包括（　）。

A. 小肠坏死段切除术 + 端端吻合术

B. 右睾丸附睾切除术

C. 右腹股沟斜疝修补术

D. 淋巴结清扫术

E. 睾丸内照射治疗

F. 单纯造瘘术

(35~38 题共用题干)

患者，男性，55 岁。患糖尿病 6 年，3 年前无明显诱因出现晨勃起次数明显减少，阴茎勃起不坚，不能完成性生活。

35. 为确诊诊断，急需做的检查是（　）。

A. 生殖系统 B 超

B. 性激素检测

C. 阴茎彩色超声多普勒检查

D. 血液生化

E. 前列腺液检查

F. 泌尿系 CT

36. 治疗方法包括（　）。

A. 阴茎起勃器（假体）植入手术

B. 补充雄激素

C. 阴茎海绵体药物注射疗法

D. 口服磷酸二酯酶抑制剂-5（PDE5i）

E. 控制血糖

F. 阴茎背深静脉结扎术

37. 患者口服 PDE5i 及阴茎海绵体药物注射疗法效果均不佳，仍不能完成满意的性生活，此时较为合理的治疗方法是（　）。

A. 阴茎背深静脉结扎术

B. 阴茎起勃器（假体）植入术
C. 阴茎海绵体-尿道海绵体分流术
D. 阴茎海绵体动脉重建术
E. 胰岛素
F. 加口服 PDE5i 大剂量

38. 以不是阴茎起勃器（假体）植入术并发症的是（　）。
A. 射精障碍
B. 感染
C. 糜烂
D. 阴茎假体故障
E. 排尿障碍
F. 阴茎长度不满意

（39~42 题共用题干）

患者，女性，65 岁。因右输尿管癌在全麻下行右肾输尿管全长切除术，患者术前尿量及对侧肾功能正常，术后 24 小时总尿量 170ml。查体：T 37.5℃，P 89 次/分，BP 178/92mmHg，中心静脉压（CVP）21cm$H_2O$。嗜睡，双下肺少许湿啰音，双下肢轻度水肿，伤口引流量 20ml，尿管通畅。血常规：白细胞 $7.4\times10^9$/L，血红蛋白 116g/L。血生化：肌酐 274μmol/L，尿素氮 4.7mmol/L，钾 4.1mmol/L。血气分析：pH 7.32，二氧化碳分压 39.1mmHg，氧分压 59.2mmHg，实际碱剩余-5.7mmol/L，碳酸氢根 19.5mmol/L。

39. 根据患者的病情及相关检查，初步诊断为（　）。
A. 呼吸性酸中毒
B. 急性肾炎
C. 急性左心功能衰竭
D. 肾动脉栓塞
E. 低氧血症
F. 急性肾衰竭
G. 代谢性酸中毒
H. 高血压

40. 为进一步确诊病情，对该患者的检查包括（　）。
A. 肾动脉造影
B. 腹部增强 CT
C. 血液钠尿肽（BNP）检测
D. 腹部超声
E. 尿钠检查
F. 头颅 CT
G. 胸部 X 线平片
H. 补液试验

41. 该患者高血压病史 18 年，血压最高可达 200/130mmHg，平时服药将血压维持在 140/90mmHg 左右。手术前 10 天曾行腹部增强 CT 检查。术中患者血压波动幅度大，曾低于 120/50mmHg 长达 25 分钟。泌尿系统超声显示左肾较术前增大，血流正常，无积水。根据上述临床资料，推断该患者患有急性肾衰竭的原因是（　）。
A. 急性输尿管梗阻
B. 缺血性急性肾小管坏死（ATN）
C. 感染相关性急性间质性肾炎
D. 药物过敏致急性间质性肾炎
E. 造影剂肾毒性 ATN
F. 肾动脉栓塞

42. 该患者术后第 2 天总尿量 25ml，血肌酐 495.5μmol/L。结合患者病史与检查，应采取的治疗措施包括（　）。
A. 吸氧
B. 透析
C. 利尿
D. 增加液体入量
E. 降血压
F. 左侧输尿管 D-J 管植入术

G. 抗生素治疗
H. 营养支持疗法
I. 维持水、电解质和酸碱平衡

(43~45 题共用题干)

患者，男性，25 岁。未婚，左侧阴囊坠胀感 2 年半，一直未行特殊处理。最近左侧阴囊坠胀感加重，表现为久站或久坐后酸胀不适。

43. 首先对患者采取最合理的处理方法是（　）。
A. 解痉镇痛药物治疗
B. 阴囊检查
C. 泌尿系 CT 检查
D. 住院治疗
E. 抗炎药物治疗
F. 阴囊及精索静脉 B 超检查

44. 若该患者被诊断为左侧精索静脉曲张，可选择的治疗措施包括（　）。
A. 抗炎处理
B. 腹腔镜下精索静脉曲张结扎术
C. 腹股沟精索静脉曲张结扎术
D. 显微镜下腹股沟精索静脉曲张结扎术
E. 介入栓塞睾丸静脉
F. 腹膜后精索静脉曲张结扎术

45. 以下不是精索静脉曲张手术并发症的是（　）。
A. 鞘膜积液
B. 静脉曲张复发
C. 输精管损伤
D. 腹股沟疝
E. 附睾炎
F. 睾丸萎缩

# 参考答案

## 一、单选题

| | | | | | | | | | |
|---|---|---|---|---|---|---|---|---|---|
| 1. D | 2. E | 3. D | 4. B | 5. A | 6. A | 7. E | 8. C | 9. C | 10. A |
| 11. B | 12. D | 13. A | 14. B | 15. B | 16. B | 17. C | 18. D | 19. D | 20. A |
| 21. B | 22. D | 23. A | 24. A | 25. A | 26. E | 27. B | 28. E | 29. D | 30. A |
| 31. B | 32. E | 33. A | 34. B | 35. C | | | | | |

## 二、多选题

| | | | | |
|---|---|---|---|---|
| 1. BCD | 2. ABDE | 3. BCDE | 4. ABCD | 5. AC |
| 6. ABCD | 7. AB | 8. ABCE | 9. DE | 10. ACDE |
| 11. BCDE | 12. ABCE | 13. BCDE | 14. BD | 15. BDE |
| 16. DE | 17. ACDE | 18. ACDE | 19. CE | 20. ABCD |

## 三、案例分析题

| | | | | |
|---|---|---|---|---|
| 1. BCD | 2. C | 3. B | 4. D | 5. ABCDG |
| 6. DE | 7. A | 8. ADG | 9. CEF | 10. ABCEF |
| 11. C | 12. C | 13. E | 14. B | 15. BCDE |
| 16. A | 17. AC | 18. B | 19. A | 20. BCEG |
| 21. D | 22. ADE | 23. A | 24. C | 25. ABCD |
| 26. BCDE | 27. D | 28. ABCDFG | 29. AC | 30. ABCDEFG |
| 31. BDE | 32. ACE | 33. A | 34. ABC | 35. BCD |
| 36. BCDE | 37. B | 38. AE | 39. EFGH | 40. CDEFG |
| 41. B | 42. ABCEHI | 43. B | 44. BCDEF | 45. CD |

# 高级卫生专业技术资格考试用书
# 泌尿外科学模拟试卷（二）

中国协和医科大学出版社
北　京

# 模拟试卷（二）

## 一、单选题（以下每道考题有5个备选答案，请选择1个最佳答案）

1. 以下哪项是睾丸肿瘤最常见的病理类型（　）。
   A. 精原细胞瘤
   B. 胚胎癌
   C. 畸胎瘤
   D. 卵黄囊瘤
   E. 绒毛膜上皮癌

2. 咳嗽、打喷嚏、运动等腹压升高时出现不自主的尿液自尿道口排出，属于哪种尿失禁（　）。
   A. 压力性尿失禁
   B. 充盈性尿失禁
   C. 急迫性尿失禁
   D. 神经源性尿失禁
   E. 混合性尿失禁

3. 膀胱过度活动症的主要症状是（　）。
   A. 尿急
   B. 尿痛
   C. 尿频
   D. 排尿困难
   E. 急迫性尿失禁

4. 患者既往有肝硬化病史，夜间突然出现会阴、阴茎及双侧阴囊肿痛，体温39.5℃，最可能的诊断是（　）。
   A. 睾丸结核
   B. 尿道炎
   C. 睾丸扭转
   D. 阴囊坏疽
   E. 睾丸附睾炎

5. 以下哪项是诊断膀胱破裂的首选方法（　）。
   A. 导尿试验
   B. 静脉肾盂造影
   C. 膀胱测压
   D. 膀胱穿刺
   E. 膀胱造影

6. 膀胱阴道瘘的主要症状是（　）。
   A. 少尿
   B. 腹痛
   C. 漏尿
   D. 排尿困难
   E. 多尿

7. 最常见的肾良性病变是（　）。
   A. 单纯性肾囊肿
   B. 髓质海绵肾
   C. 多房性肾囊肿
   D. 获得性肾囊肿
   E. 多囊肾

8. 前列腺增生症术后发生尿失禁与以下哪些因素无关（　）。
   A. 膀胱尿道角度改变
   B. 不稳定膀胱
   C. 低顺应性膀胱
   D. 后尿道损伤刺激及前列腺窝创面感染
   E. 括约肌损伤

9. 血清前列腺特异抗原（PSA）的合适检测时机是（　）。
   A. 50岁以下每年接受例行PSA检查

B. 前列腺按摩后 1 天
C. 射精后 1 天
D. 膀胱镜检查后 1 周
E. 前列腺穿刺后 1 周

10. 以下哪些叙述不符合前列腺穿刺指征（　）。
A. 血清 PSA <4μg/L
B. 经直肠腔内 B 超发现前列腺低回声结节，血清 PSA 正常
C. 血清 PSA 8.5μg/L，游离 PSA/总 PSA =0.15
D. 直肠指诊发现结节，血清前列腺特异抗原（PSA）正常
E. 盆腔 MRI 检查发现异常信号，血清 PSA 正常

11. 行肾盂的“鸟粪”石手术后，为预防结石复发，以下叙述不正确的是（　）。
A. 口服碳酸氢钠片
B. 多饮水
C. 抗感染
D. 口服氯化铵
E. 限制食物中磷的摄入

12. 关于肾盂肾炎，以下叙述错误的是（　）。
A. 多发生于女性，尤其新婚、妊娠和老年女性中发生率高
B. 疗程 5~7 天
C. 区别于下尿路感染的主要表现是全身症状明显，尿路刺激症状不明显
D. 急性肾盂肾炎的致病菌是革兰阴性菌
E. 急性期症状控制后需要进一步检查，以明确有无尿路先天性畸形、梗阻等

13. 以下哪项不是尿路感染的易感因素（　）。
A. 糖尿病
B. 肾乳头坏死
C. 膀胱输尿管反流
D. 尿频
E. 尿路梗阻

14. 男性淋病性尿道炎常见的合并症不包括（　）。
A. 膀胱炎
B. 精囊炎
C. 包皮龟头炎
D. 前列腺炎
E. 附睾炎

15. 关于精囊损伤，下列叙述错误的是（　）。
A. 单纯精囊损伤较常见
B. 需要在手术中诊断
C. 临床表现包括局部疼痛、血尿、尿外渗、排尿困难等
D. 常合并其他脏器损伤
E. 损伤原因分为开放性、闭合性及医源性 3 类

16. 关于男性尿道上裂的临床表现，以下叙述错误的是（　）。
A. 尿道口位于阴茎腹侧
B. 严重尿道上裂可伴有膀胱外翻和腹部解剖缺陷
C. 阴茎头扁平
D. 包皮悬垂于阴茎腹侧
E. 阴茎头短小，向背侧弯曲

17. 不属于阴茎畸形危害的是（　）。
A. 影响排尿
B. 影响发育
C. 遗传概率高
D. 影响生育功能
E. 影响性功能

18. 怀疑患者肾移植急性排斥反应，以下哪

项检查没有作用（　）。

A. 腹部增强 CT

B. 移植肾 B 超

C. 免疫抑制剂血药浓度

D. 移植肾穿刺活检

E. 群体反应性抗体

19. 睾丸扭转影响生育的不可能原因是（　）。

A. 抗原物质释放引起的自身免疫

B. 免疫因素

C. 缺血再灌注损伤

D. 睾丸扭转后造成的内分泌障碍可能会影响睾丸的生精功能反应

E. 有毒物质的聚集

20. 关于前列腺增生患者的症状，与哪些因素无关（　）。

A. 合并结石

B. 病变发展的程度

C. 患者全身健康状况

D. 梗阻程度

E. 合并炎症

21. 下列不属于急性肾盂肾炎临床表现的是（　）。

A. 血压升高

B. 腰痛

C. 血尿

D. 膀胱刺激症状

E. 发热

22. 患有精索静脉曲张的患者检查时应采取的体位是（　）。

A. 站立位

B. 左侧卧位

C. 右侧卧位

D. 半俯卧位

E. 蹲位

23. 以下哪项不是经尿道前列腺电切术（TURP）的术后并发症（　）。

A. 尿道括约肌损伤

B. 短暂的尿失禁现象

C. 术后高钠血症

D. 尿路感染

E. 膀胱颈瘢痕挛缩

24. 输尿管结石最常见的滞留部位是（　）。

A. 输尿管与各血管交叉处

B. 输尿管上段

C. 输尿管中段

D. 肾盂输尿管连接部

E. 输尿管下段

25. 输尿管口囊肿患者，最常见的临床表现是（　）。

A. 下腹疼痛

B. 尿失禁

C. 尿道口肿块

D. 尿路感染

E. 尿路梗阻

26. 输尿管口囊肿常伴发的疾病是（　）。

A. 重复肾

B. 肾发育不良

C. 马蹄肾

D. 孤独肾

E. 多囊肾

27. 原发性醛固酮增多症的不正确术后处理的是（　）。

A. 短期内复查血浆醛同酮肾素活性比值（ARR）并评估血压

B. 术后最初几周推荐含钠盐丰富的饮食

C. 术后第 1 天停钾盐、螺内酯和降压药物

D. 手术 3 个月后行氟氢可的松抑制试验以了解原发性醛固酮增多症是否治愈

E. 术后不必监测血电解质水平

28. 关于体外冲击波碎石治疗，以下叙述正确的是（ ）。
A. 结石长期停留，并与周围粘连容易击碎结石
B. 结石体积过大，1 次治疗即可，无需多次治疗
C. 草酸钙结石质地软，极易被击碎
D. 结石排出过程中可引起肾绞痛
E. 治疗后一般性血尿需要做特殊处理

29. 患者，女性，26 岁。闭合性腹内脏器损伤，行剖腹探查时发现腹膜后大血肿，右肾下极严重碎裂伤，有活动性出血，该患者的治疗方式应选择（ ）。
A. 右肾部分切除
B. 保守治疗
C. 右肾修补术
D. 无需处理
E. 观察

30. 患者，男性，35 岁。腹部泌尿系平片（KUB）示双侧肾盂各有一直径 1.6cm 大小结石，双肾中度积水，双侧输尿管无异常，双侧体外震波碎石后出现腰痛、发热、无尿。出现这些症状的原因是（ ）。
A. 双侧一次性碎石
B. 术前未作 B 超定位
C. 不应选择碎石治疗
D. 未能先行解决双肾积水问题
E. 术前未行抗感染治疗

31. 患者，男性，55 岁。右腰痛 3 年，无痛性全程肉眼血尿 5 天。查体：右肾区有叩痛，右肾季肋下 3 指可触及。尿常规：红细胞充满，肾盂静脉造影可见右肾中盏移位拉长变形，应诊断的疾病是（ ）。
A. 肾炎
B. 肾囊肿
C. 肾结核
D. 肾癌
E. 肾胚胎瘤

32. 患儿，男，6 岁。右侧阴囊内有一包块，尿频，透光试验阳性，平卧后包块可部分消失，不痛，应诊断的疾病是（ ）。
A. 右侧交通性睾丸鞘膜积液
B. 左侧睾丸鞘膜积液
C. 右侧斜疝
D. 右侧睾丸肿瘤
E. 左侧精索静脉曲张

33. 患者，女性，26 岁。婚后出现尿频、尿急、排尿疼痛等症状。根据患者情况，首先要做的检查是（ ）。
A. 尿常规 + 尿培养
B. 肾功能检查
C. 尿三杯试验
D. 尿脱落细胞学
E. 膀胱镜检查

34. 患者，男性，40 岁。无症状肉眼血尿 3 周。膀胱镜检查发现膀胱左侧壁有一个大小 0.7cm × 1.3cm 菜花状肿瘤，蒂看不清，肿瘤周围的膀胱黏膜充血，该患者的最佳治疗方法是（ ）。
A. 放射、化疗
B. 膀胱部分切除术
C. 膀胱肿瘤电灼
D. 激光治疗
E. 膀胱全切除术

35. 患者，女性，26 岁。车祸致腰部、下腹部挤压伤，患者自诉下腹痛，逐渐扩展至全腹，来院急诊。医嘱查尿常规，患者有尿意但只滴出数滴血性尿液。该患

者首先应考虑的诊断是（　）。
A. 膀胱破裂
B. 输尿管破裂
C. 尿道损伤
D. 肾损伤
E. 肝破裂

## 二、多选题（以下每道考题有5个备选答案，每道题至少有2个正确答案）

1. 以下睾丸肿瘤中属于非生殖细胞肿瘤的是（　）。
A. 睾丸间质细胞瘤
B. 睾丸支持细胞瘤
C. 睾丸性腺细胞瘤
D. 精原细胞瘤
E. 非精原细胞瘤

2. 以下哪项不是体外冲击波碎石术（ESWL）治疗的绝对禁忌证（　）。
A. 尿道狭窄
B. 持续心房颤动
C. 前列腺增生症
D. 双侧输尿管结石
E. 输尿管结石伴有急性上尿路感染

3. 关于先天性巨输尿管的叙述，以下正确的是（　）。
A. 伴有泌尿系感染及结石时，尿常规检查可见红、白细胞
B. 输尿管末端功能性梗阻
C. 常无明显机械性梗阻
D. 远端无动力性巨输尿管常无解剖性狭窄，但近端扩张，无蠕动功能
E. 输尿管末端肌肉结构异常，环行肌缺乏，纵形肌增多

4. 尿道下裂阴茎下曲畸形的原因不包括（　）。
A. 尿生殖沟自后向前闭合过程停滞
B. 尿道海绵体纤维化
C. 阴茎皮的浅筋膜组织牵拉
D. 尿道短
E. 尿道板纤维化

5. 男性避孕方法正确的是（　）。
A. 抑制精子生成
B. 雌激素疗法
C. 阻碍精子成熟
D. 周期性节欲或性交中断
E. 阻止精子进入女性生殖道

6. 关于泌尿系结核的病理，以下叙述正确的是（　）。
A. “肾自截”是泌尿系结核自行愈合的表现
B. 纤维化病变使输尿管狭窄
C. 结核性溃疡
D. 膀胱肌层纤维化和瘢痕收缩，造成膀胱挛缩
E. 结核结节形成

7. 精索静脉曲张多见于左侧的原因包括（　）。
A. 下尿路梗阻时可发生左精索静脉曲张
B. 左侧精索静脉受乙状结肠压迫
C. 肠系膜上动脉和主动脉搏动时压迫左肾静脉，影响左精索静脉
D. 精索静脉周围的结缔组织薄弱，瓣膜功能不全，左侧受影响大
E. 左侧精索静脉垂直进入肾静脉

8. 对临床没有指导意义的尿流率测定参数是（　）。
A. 最大尿流率
B. 平均尿流率
C. 尿流时间

D. 尿道压力
E. 排尿时间

9. 泌尿系肿瘤血尿特点不包括（　）。
A. 初始血尿
B. 终末血尿伴膀胱刺激征
C. 无痛性全程肉眼血尿
D. 血红蛋白尿
E. 疼痛伴血尿

10. 单纯使用抗结核药物治疗肾结核的指征不包括（　）。
A. 肾结核合并结核性小膀胱
B. 静脉肾盂造影一侧不显影
C. 静脉肾盂造影一侧广泛破坏
D. 一侧肾自截，对侧肾轻度积水
E. 肾盂造影显示病变轻

11. 以下哪项不是诊断肾结核的最可靠依据（　）。
A. 附睾扪及结节
B. 尿中大量脓细胞
C. 尿中找到抗酸杆菌
D. 膀胱镜检查见到膀胱黏膜有溃疡形成
E. 尿培养结核杆菌阳性

12. 导致阴茎勃起时弯曲的疾病包括（　）。
A. 尿道下裂
B. 尿道上裂
C. 阴茎硬结病
D. 膀胱外翻
E. 包茎

13. 前尿道断裂最基本的治疗包括（　）。
A. 膀胱穿刺引流
B. 清除血肿，引流外渗尿液
C. 尿道修补
D. 吻合术
E. 控制感染

14. 皮质醇症的临床表现包括（　）。
A. 低钙抽搐
B. 糖尿病
C. 高血压
D. 病理性骨折
E. 向心性肥胖

15. 关于低危前列腺癌，以下叙述错误的是（　）。
A. 临床分期≤$T_{2b}$
B. 临床分期≤$T_{2a}$
C. Gleason 评分 2~6 分
D. 血清 PSA＜10μg/L
E. Gleason 评分 2~10 分

16. 良性前列腺增生患者长期服用 α 受体阻滞剂可能出现的药物不良反应为（　）。
A. 直立性低血压
B. 乳腺痛
C. 勃起功能障碍
D. 虹膜松弛综合征
E. 异常射精

17. 按照美国创伤外科协会分级量表有关膀胱破裂的分级，以下错误的是（　）。
A. 裂伤，腹膜内膀胱壁裂口＜2cm 为Ⅱ级
B. 裂伤，未穿透膀胱壁为Ⅰ级
C. 裂伤，腹膜外或腹膜内膀胱壁裂口扩大至膀胱颈或输尿管口为Ⅳ级
D. 挫伤，膀胱壁血肿为Ⅰ级
E. 裂伤，腹膜外膀胱壁裂口＜2cm 为Ⅱ级

18. 阴茎起勃器（假体）植入治疗的适应证

不包括（　）。

A. 未经有效治疗的精神心理障碍患者

B. 口服磷酸二酯酶抑制剂等药物治疗无效

C. 阴茎严重畸形

D. 持续性勃起功能障碍，不能完成性交

E. 不能耐受其他治疗方法

19. 多囊肾患者的常见并发症不包括（　）。

A. 肾脏感染和出血

B. 肾功能减退

C. 呼吸衰竭

D. 心脏功能衰竭

E. 肝衰竭

20. 关于急性细菌性膀胱炎的发病率女性明显高于男性的原因，下列叙述正确的是（　）。

A. 尿道外口解剖畸形

B. 女性尿道短而直

C. 尿道口附近常有感染病灶

D. 感染常继发于尿道结石

E. 性交时磨擦损伤

## 三、案例分析题（每个案例至少有 3 个提问，每个提问有多个备选答案，其中正确答案有 1 个或多个）

（1~4 题共用题干）

患者，男性，48 岁。6 年前体检行腹部 B 超检查时，提示左肾有一直径 1.6cm 囊肿，未做进一步检查。今年体检再次行腹部 B 超检查时，提示左肾上极多发囊肿，最大直径 2.6cm，建议转综合性医院泌尿外科进一步检查。

1. 为进一步确诊病情，需要做的检查包括（　）。

A. 左肾逆行肾盂造影

B. 尿脱落细胞荧光原位杂交（FISH）检查

C. 腹部 CT

D. 尿脱落细胞学检查

E. 静脉肾盂造影

F. 腹部超声

G. 腹部 MRI

2. 该患者就诊于某医院泌尿外科并复查了腹部超声，提示左肾上极 3.0cm 囊肿，并怀疑囊肿中有分隔。为确诊病情，需要做的检查包括（　）。

A. 腹部 CT 平扫 + 增强

B. 腹部 CT 平扫

C. 腹部 MRI

D. 腹部增强 MRI

E. 腹腔镜下左肾囊肿去顶（开窗）术

F. 超声引导下左肾囊肿穿刺引流术

G. 超声引导下左肾囊肿穿刺活检术

H. 腹部超声造影

3. 该患者行腹部 CT 平扫 + 增强扫描，提示左肾囊肿，Bosniak Ⅲ级。Bosniak Ⅲ级肾囊肿的影像诊断标准包括（　）。

A. 囊液有增强

B. 囊肿有多个分隔

C. 囊肿分隔有增强

D. 囊壁有增强

E. 囊壁增厚

F. 囊肿压迫集合系统引起肾盂、肾盏积水

G. 囊肿直径 >7cm

4. 该患者的下一步治疗包括（　）。

A. 腹腔镜下左肾囊肿去顶（开窗）术

B. 超声引导下左肾囊肿穿刺引流术

C. 密切随诊
D. 开放左肾囊肿去顶（开窗）术
E. 开放左肾部分切除术（NSS）
F. 腹腔镜下左肾部分切除术（NSS）
G. 腹腔镜下左肾根治性切除术

（5~10 题共用题干）

患者，男性，47 岁。9 年前发现左肾结石，未治疗。2 天前出现右侧腰痛，继而出现无尿来医院就诊。查体：T 36.8℃，P 82 次/分，BP 170/100mmHg。面部、眼睑及双下肢有明显凹陷性水肿。其他检查均未见异常。

5. 以下哪些检查项目对患者的诊断具有价值（　）。
A. 血细胞比容
B. 红细胞形态
C. 血肌酐
D. 凝血全项
E. 血尿素氮
F. 血小板计数
G. 血转氨酶

6. 患者泌尿系 X 线平片示左肾铸型结石，双侧肾盂、输尿管连接部各有直径 2.1cm 的不透光阴影。以下对诊断无意义的检查包括（　）。
A. MRU
B. 静脉肾盂造影（IVP）
C. 利尿 IVP
D. 逆行尿路造影
E. 放射性核素肾图
F. 双肾核素扫描
G. 泌尿系 CT 扫描
H. 泌尿系 B 超

7. 如果患者血钾为 6.5mmol/L。对于该患者的高血钾问题，应选择的治疗有（　）。
A. 静脉注射呋塞米（速尿）20mg
B. 静脉注射 10% 葡萄糖酸钙注射液 20ml
C. 持续动静脉血滤
D. 静脉滴注 5% 碳酸氢钠溶液 250ml
E. 腹膜透析
F. 血液透析
G. 静脉滴注 10% 葡萄糖溶液 500ml + 胰岛素 12U
H. 静脉滴注 3% 氯化钠溶液 250ml

8. 患者血肌酐为 970μmol/L。以下不适合的治疗措施是（　）。
A. 行肾盂穿刺造瘘术
B. 双侧输尿管 DJ 管植入
C. 双侧输尿管插管引流
D. 静脉滴注生理盐水 1000ml 及利尿剂以促进排尿
E. 急诊血液透析
F. 肌内注射呋塞米（速尿）20mg

9. 经过以上处理，患者病情明显好转，血钾恢复正常，血肌酐降至 395μmol/L。根据目前患者的状况，以下哪些检查可以了解分侧肾功能状态（　）。
A. 放射性核素肾动态扫描
B. 泌尿系 B 超
C. 腹部泌尿系平片（KUB）
D. 磁共振尿路水成像（MRU）
E. 逆行尿路造影
F. 静脉肾盂造影（IVP）
G. 检测血肌酐值的变化

10. 患者经检查明确诊断为左肾铸型结石，双侧肾盂、输尿管连接部位各有直径 2cm 的结石。经上述治疗和处理，患者肾功能和血钾基本恢复正常。分侧肾功能检查提示右肾功能比左肾功能好。此时，针对泌尿系结石的处理首先选择的治疗方法包括（　）。
A. 右输尿管切开取石术

B. 右输尿管体外震波碎石术
C. 经皮肾镜左肾及输尿管结石碎石、取石术
D. 左肾及输尿管结石体外冲击波碎石术
E. 左肾及输尿管切开取石术
F. 经皮肾镜右输尿管结石碎石、取石术
G. 经输尿管镜右输尿管结石碎石、取石术

(11~14 题共用题干)

患者，男性，60 岁。因膀胱癌行膀胱全切术 + 回肠膀胱术，术后 2 年余，患者未规律随访，现因发热伴左侧腰痛 2 天就诊。泌尿系统 B 超提示左肾积水伴输尿管上段扩张。

11. 根据患者的症状和相关检查，可能的诊断有（　）。
A. 回肠皮肤造口挛缩
B. 输尿管结石
C. 输尿管肿瘤
D. 输尿管回肠吻合口缺血狭窄
E. 肾盂输尿管连接部梗阻
F. 输尿管回肠吻合口瘘

12. 为进一步确诊病情，需要做的检查包括（　）。
A. 尿常规检测
B. 双肾 MRI
C. 腹部泌尿系平片（KUB）
D. 利尿肾动态检测
E. 泌尿系统 CT
F. 静脉肾盂造影

13. 患者泌尿系统 CT 提示左输尿管回肠吻合口结石。以下不正确的治疗方法是（　）。
A. 逆行放置输尿管导管
B. 左肾切除
C. 经皮肾镜激光碎石术 + 球囊扩张
D. 开放输尿管切开取石术 + 吻合口再植术
E. 经皮肾镜激光碎石术
F. 左侧肾造瘘术

14. 内镜下切开或扩张时，容易复发与出血的分别是哪一侧（　）。
A. 右侧；左侧
B. 右侧；右侧
C. 左侧；双侧
D. 左侧；右侧
E. 左侧；左侧
F. 双侧；左侧

(15~19 题共用题干)

患者，女性，39 岁。因尿频伴间断夜间尿床 2 年就诊。患者有糖尿病病史 8 年，口服降糖药，但血糖控制不佳。患者白天无明显尿失禁，无明显排尿困难。

15. 以下哪项检查对患者没有价值（　）。
A. 尿流率
B. 尿常规
C. 泌尿系 B 超
D. 膀胱镜检查
E. 尿动力学
F. 泌尿系增强 CT

16. 患者泌尿系 B 超提示双肾及膀胱未见明显异常，残余尿 540ml。尿流率呈低平波浪状曲线，最大尿流率为 10.6ml/s，排尿量为 160ml。根据检查结果，该患者患有尿失禁类型最可能的是（　）。
A. 充溢性尿失禁
B. 急迫性尿失禁
C. 压力性尿失禁
D. 真性尿失禁

E. 功能性尿失禁
F. 混合性尿失禁

17. 为明确病因，需要进一步做的检查项目是（　）。
A. 留置尿管，膀胱持续引流 1~2 个月后，行尿动力学检查
B. 神经系统 MRI
C. 膀胱尿道造影
D. 立即行尿动力学检查
E. 泌尿系 CT
F. 膀胱尿道镜

18. 患者尿动力学检查：膀胱感觉明显减退，顺应性好，未见不稳定表现。排尿期主要依靠腹压排尿，未见明确逼尿肌收缩。根据尿动力学检查结果，患者残余尿量过多的原因是（　）。
A. 没有养成良好的排尿习惯
B. 尿道狭窄或膀胱颈挛缩
C. 神经源性膀胱导致的逼尿肌–括约肌协同失调
D. 神经源性膀胱导致的逼尿肌无收缩
E. 膀胱感觉减退导致憋尿过度
F. 神经源性膀胱导致的膀胱出口梗阻

19. 该患者应选择的最佳治疗方法是（　）。
A. 长期留置尿管
B. 间断清洁自家导尿
C. 压腹排尿
D. 长期留置膀胱造瘘管
E. 盆底肌肉训练
F. 观察

（20~23 题共用题干）

患者，男性，50 岁。因尿频、尿痛、夜尿增多及会阴部疼痛 7 个月余就诊。常规检查：尿红细胞（–），尿蛋白（–），尿比重 1.005，尿白细胞（–）；前列腺超声检查：前列腺包膜完整，内部回声欠均匀，大小正常，未见低回声结节。既往史：患者 3 年前曾患有急性前列腺炎。

20. 为进一步确诊，最具有价值的检查包括（　）。
A. 尿细菌学检查
B. 前列腺按摩液常规检测
C. 直肠指检
D. 尿动力学检查
E. 前列腺 MRI
F. 前列腺特异抗原（PSA）检测

21. 该患者前列腺按摩液常规检测：白细胞 <10 个/HP，卵磷脂小体均匀分布于整个视野，pH 6.1；尿细菌学检查（–）。该患者最有可能的诊断是（　）。
A. 前列腺癌
B. 慢性细菌性前列腺炎
C. 慢性盆腔疼痛综合征 B 型
D. 前列腺增生
E. 无症状性前列腺炎
F. 急性细菌性前列腺炎
G. 慢性盆腔疼痛综合征 A 型

22. 此型前列腺炎还可细分为哪几种类型（　）。
A. 细菌性慢性前列腺炎
B. 非细菌性慢性前列腺炎
C. 无症状性前列腺炎
D. 炎症性慢性前列腺炎
E. 慢性盆腔疼痛综合征
F. 非炎症性慢性前列腺炎

23. 该病的治疗药物包括（　）。
A. 非甾体类抗炎药
B. 中医中药
C. 植物制剂

D. 喹诺酮类抗生素
E. M 受体阻滞剂
F. 抗抑郁药及抗焦虑药
G. α 受体阻滞剂

(24~28 题共用题干)

患者，男性，28 岁。因右侧腰部阵发性绞痛 2 天就诊，行泌尿系彩色多普勒超声，提示右肾轻度积水，右侧输尿管上段有直径约 0.7cm 的结石。

24. 目前应选择的最佳治疗方式是（　）。
A. 经皮肾镜碎石术
B. 体外冲击波碎石术
C. 输尿管镜钬激光碎石术
D. 输尿管切开取石术
E. 药物排石
F. 腹腔镜输尿管切开取石术

25. 术后 7 天，复查泌尿系彩色多普勒超声，提示右肾积水，右侧输尿管上段结石约 0.5cm 大小。以下不适合该患者的治疗方案是（　）。
A. 体外冲击波碎石术
B. 药物排石
C. 输尿管镜钬激光碎石术
D. 腹腔镜输尿管切开取石术
E. 经皮肾镜碎石术
F. 输尿管切开取石术

26. 患者行右侧输尿管结石体外冲击波碎石术 2 周后，行泌尿系彩色多普勒超声复查，提示右肾积水，右侧输尿管下段结石，直径约 0.6cm。目前最适于该患者的治疗方案是（　）。
A. 腹腔镜输尿管切开取石术
B. 体外冲击波碎石术
C. 经皮肾镜碎石术
D. 输尿管切开取石术
E. 输尿管镜钬激光碎石术
F. 药物排石

27. 患者行右侧输尿管镜钬激光碎石术 3 个月后，行泌尿系彩色多普勒超声检查，提示右肾中度积水，右输尿管上段扩张。行利尿肾图检查，提示右侧上尿路引流不畅，右肾功能中度受损。造成该患者右侧上尿路引流不畅的可能原因不包括（　）。
A. 右输尿管膀胱壁内段狭窄
B. 右输尿管损伤
C. 右输尿管狭窄
D. 右输尿管肿瘤
E. 右肾盂输尿管交接部狭窄
F. 右输尿管结石

28. 为进一步明确病因，最具有价值的检查是（　）。
A. 腹部多普勒超声
B. 逆行肾盂造影
C. 腹部 X 线平片
D. 腹部 CT 增强扫描
E. 静脉肾盂造影
F. 腹部 B 超

(29~32 题共用题干)

患者，男性，38 岁。因夜间乘车途中于睡眠状态阴茎勃起时突发车祸，致阴茎剧痛肿大，变青紫色，3 小时后急诊入院。查体：患者神志清晰，一般状态尚可，胸腹部物理检查未见异常。阴茎皮下青紫肿胀，长 13cm，最大周径 21cm，向左侧偏曲呈鱼钩状。阴茎根部压痛明显，无血尿及排尿困难，阴囊睾丸无异常。

29. 为确定诊断，急需做的检查是（　）。
A. 前列腺液检查

B. 颅脑 CT
C. 泌尿系磁共振
D. 尿常规
E. 摄 X 线片
F. 阴茎、阴囊 B 超

30. 根据患者症状，目前不可能的诊断包括（　）。
A. 盆底神经损伤
B. 阴茎断离
C. 骨盆骨折
D. 阴茎白膜海绵体破裂
E. 睾丸扭转
F. 尿道断裂

31. 患者阴茎彩超示左侧阴茎根部白膜有直径 1.7cm 缺损，其内回声欠均匀，白膜下可见线形暗区，皮下可见 2.5cm × 1.4cm 液性暗区；阴囊及睾丸回声正常。颅脑 CT 及骨盆 X 线平片未见异常。较为合理的治疗方法是（　）。
A. 抗生素治疗
B. 冷敷
C. 阴茎血肿穿刺引流术
D. 阴茎加压包扎
E. 阴茎白膜修补术
F. 保守观察治疗

32. 患者手术 1 年后，阴茎勃起时左侧弯曲畸形 > 45°，合并性生活困难。超声检查阴茎根部左侧白膜可见一 0.5cm × 1.0cm 结节。该患者最佳治疗方法是（　）。
A. 阴茎负压装置疗法
B. Nesbit 手术
C. 口服维生素 E
D. 阴茎白膜折叠术
E. 阴茎起勃器（假体）植入手术
F. 口服 PDE5i

（33~36 题共用题干）

患者，男性，59 岁。3 周前因膀胱癌行膀胱全切和双侧输尿管皮肤造口术，术后双侧输尿管留置单 J 管引流尿液。3 天前出现发热，双侧腰痛等症，且引流尿液减少，尿色混浊。查体：T 39.5℃，P 93 次/分，R 25 次/分，BP 134/74mmHg，急性痛苦面容，心肺无异常，双侧肾区触痛叩击痛阳性，下腹正中切口愈合好，无红肿，无压痛。血常规：白细胞 17.3 × $10^9$/L，血红蛋白 125g/L。尿常规：尿蛋白（+），亚硝酸盐（++），白细胞满视野，红细胞 15 ~ 20 个/HP。血生化：肌酐 695.5μmol/L，尿素氮 18.5mmol/L，钾 5.7mmol/L，碳酸氢根离子 17.2mmol/L。

33. 根据患者的症状和相关检查，初步诊断为（　）。
A. 呼吸性酸中毒
B. 急性间质性肾炎
C. 慢性肾衰竭
D. 急性肾衰竭
E. 手术部位感染
F. 高钾血症
G. 代谢性酸中毒
H. 急性肾盂肾炎

34. 为进一步确诊，最急需做的具有诊断价值的检查包括（　）。
A. 输尿管镜检
B. 腹部 CT
C. 腹部超声
D. 尿细菌培养
E. 血细菌培养
F. 逆行肾盂造影
G. 腹部泌尿系平片（KUB）
H. 静脉尿道造影（IVU）

35. 患者腹部 CT 示双侧单 J 管位置正常，双肾积水。能快速缓解肾积水的治疗方法是（ ）。

A. 肾穿刺造瘘术

B. 冲洗疏通单 J 管

C. 用导丝疏通单 J 管

D. 更换单 J 管

E. 嘱患者多饮水

F. 静脉补液

36. 以下不适合该患者的治疗措施是（ ）。

A. 紧急透析

B. 营养支持

C. 输血

D. 肾穿刺造瘘引流尿液

E. 静脉滴注 5% 碳酸氢钠溶液

F. 静脉给予抗生素治疗

（37~39 题共用题干）

患者，女性，38 岁。3 周前体检时超声检查发现左肾中部 5.3cm×4.4cm 囊实性占位病变，无症状，查体无异常，尿常规检查正常。

37. 对进一步明确诊断具有诊断价值的检查包括（ ）。

A. 泌尿系统 CT

B. 泌尿系统 MRI

C. 肾动脉造影

D. 逆行肾盂造影

E. 静脉尿道造影（IVU）

F. 腹部泌尿系平片（KUB）

G. 肾动态显像

H. PET-CT

38. 根据患者的症状和相关检查，应采取的治疗方法是（ ）。

A. 囊肿内引流术

B. 肾切除术

C. 囊肿去顶减压术

D. 定期复查

E. 肾盂成形术

F. 囊肿穿刺加硬化剂治疗

39. 根据 Bosniak 分级标准，该患者肾囊性病变属于（ ）。

A. Ⅰ级

B. Ⅱ级

C. Ⅲ级

D. Ⅳ级

E. Ⅴ级

F. Ⅵ级

（40~42 题共用题干）

患者，男性，69 岁。因体检 B 超发现双肾积水 2 周就诊。患者无明显排尿困难症状，无腰痛和血尿发生。血生化检查：血肌酐 80μmol/L。

40. 对进一步明确诊断有诊断价值的检查是（ ）。

A. 肾动态显像

B. 肾扫描

C. 静脉肾盂造影

D. 尿培养

E. 尿脱落细胞荧光原位杂交（FISH 检测）

F. 泌尿系统 MRI 平扫

G. 泌尿系统增强 CT

41. 以下不适合该患者的治疗措施是（ ）。

A. 输尿管松解腹腔内置术

B. 局部放疗

C. 输尿管狭窄扩张术

D. 留置双侧 D-J 管或行肾造瘘术

E. 开腹探查，行肿物切除术及输尿管切断再吻合术

F. 全身化疗

G. 服用激素、三苯氧胺等药物

42. 患者留置双侧 D–J 管，服用激素和三苯氧胺半后年，拔除 D–J 管，肾积水再次出现，此时，合理的治疗措施是（　）。

A. 全身放疗

B. 输尿管松解腹腔内置术

C. 继续留置双侧 D–J 管或行肾造瘘术

D. 局部放疗

E. 开腹探查，行肿物切除术及输尿管切断再吻合术

F. 全身化疗

G. 输尿管狭窄扩张术

（43~45 题共用题干）

患者，男性，39 岁。3 年前因发现阴茎肿物于外院行阴茎部分切除术，术后病理检查考虑为阴茎癌，具体不详。术后 1 个月行双侧腹股沟区手术，考虑存在转移，术后行放疗。6 个月前患者复查时发现左腹股沟区肿物并逐渐增大。查体：阴茎部分切除术后改变，局部未见明显肿物；双侧腹股沟区分别可见约 20. 3cm 长切口瘢痕；左腹股沟区可及直径约 4. 2cm 肿物，活动度差；右侧腹股沟区未及肿物。该患者行腹股沟区 CT 检查，提示左侧腹股沟区直径约 5. 1cm 肿物，考虑为阴茎癌转移。

43. 根据患者的症状和相关检查，应选择的治疗方法是（　）。

A. 抗炎治疗

B. 再次放疗

C. 化疗

D. 双侧腹股沟淋巴结再次清扫术

E. 免疫热疗

F. 随访观察

44. 患者行全身化疗 3 个周期后，无 3~4 级副反应发生，再次评估疗效，腹股沟区 CT 显示肿瘤直径约 4cm；查体：肿瘤活动度尚可。患者应选择的较为合理的治疗方法是（　）。

A. 继续化疗

B. 随访观察

C. 放疗

D. 左侧腹股沟区肿物切除术及同侧盆腔淋巴结清扫术

E. 免疫治疗

F. 抗炎

45. 该患者继续行全身化疗 3 个周期后，再次评估疗效，双侧腹股沟区 CT 显示，肿瘤直径约 5. 5cm，肿瘤与股动静脉之间尚有间隙。查体：肿瘤活动度尚可。以下哪些治疗方法不适合该患者（　）。

A. 更换化疗方案，继续化疗

B. 随访观察

C. 局部放疗

D. 免疫治疗

E. 抗炎治疗

F. 左侧腹股沟区肿物切除术及同侧盆腔淋巴结清扫术

# 参考答案

## 一、单选题

| | | | | | | | | | |
|---|---|---|---|---|---|---|---|---|---|
| 1. A | 2. A | 3. A | 4. D | 5. E | 6. C | 7. A | 8. E | 9. C | 10. A |
| 11. A | 12. B | 13. D | 14. A | 15. A | 16. A | 17. C | 18. A | 19. B | 20. C |
| 21. A | 22. A | 23. C | 24. E | 25. E | 26. A | 27. E | 28. D | 29. A | 30. A |
| 31. D | 32. A | 33. A | 34. B | 35. A | | | | | |

## 二、多选题

| | | | | |
|---|---|---|---|---|
| 1. ABC | 2. ABCD | 3. ABCD | 4. BCDE | 5. ACDE |
| 6. BCDE | 7. BCDE | 8. BCDE | 9. ABCD | 10. ABCD |
| 11. ABCD | 12. ABCD | 13. CD | 14. BCDE | 15. AE |
| 16. ADE | 17. AC | 18. AC | 19. CDE | 20. ABCE |

## 三、案例分析题

| | | | | |
|---|---|---|---|---|
| 1. ACF | 2. ADH | 3. BCDE | 4. CEF | 5. ACE |
| 6. BCE | 7. ABDG | 8. DE | 9. ABD | 10. AF |
| 11. BCDF | 12. ABCDEF | 13. A | 14. E | 15. DEF |
| 16. A | 17. A | 18. D | 19. B | 20. ABC |
| 21. C | 22. DF | 23. ABCEFG | 24. E | 25. BCDEF |
| 26. E | 27. ADE | 28. B | 29. BDEF | 30. ABCEF |
| 31. E | 32. D | 33. DFGH | 34. BCDEG | 35. A |
| 36. AC | 37. AB | 38. B | 39. D | 40. G |
| 41. BCEF | 42. B | 43. C | 44. AD | 45. BCDE |

# 高级卫生专业技术资格考试用书
# 泌尿外科学模拟试卷（三）

中国协和医科大学出版社
北　京

# 模拟试卷（三）

## 一、单选题（以下每道考题有5个备选答案，请选择1个最佳答案）

1. 腹膜后肿瘤的临床表现不包括（　）。
   A. 呕血
   B. 下肢水肿
   C. 肛门坠胀感
   D. 肾盂积水
   E. 恶心、呕吐

2. 以下不是膀胱过度活动症病因的是（　）。
   A. 中枢、外周神经异常
   B. 逼尿肌平滑肌细胞异常
   C. 膀胱感觉过敏
   D. 膀胱出口梗阻
   E. 精神疾病

3. 输精管结扎术的方法不包括（　）。
   A. 穿线法输精管结扎
   B. 钳穿法输精管结扎
   C. 针头固定小切口法输精管结扎
   D. 直视钳穿法输精管结扎
   E. 切断输精管，用细针状电极插入断端管腔

4. 女性尿道憩室常见的症状不包括（　）。
   A. 排尿痛
   B. 性交痛
   C. 蛋白尿
   D. 尿后滴沥
   E. 尿不尽感

5. 尿道损伤常见的临床表现不包括（　）。
   A. 局部疼痛及压痛
   B. 早期可出现排尿困难或尿潴留
   C. 尿液渗入盆腔
   D. 阴茎肿胀并呈现紫褐色
   E. 尿道出血程度与尿道损伤严重程度相关

6. 关于男性后尿道损伤的治疗，以下叙述错误的是（　）。
   A. 儿童尿道损伤如不特别严重，可急诊行尿道会师术
   B. 损伤如不严重可试行插导尿管
   C. 尿道损伤早期可行耻骨上膀胱穿刺造瘘术
   D. 后尿道损伤后应积极防休克、抗感染治疗
   E. 损伤后应积极监测患者生命体征

7. 对双侧或单侧隐睾伴阴茎短小、尿道下裂等症诊断没有价值的检查是（　）。
   A. 卵泡刺激素（FSH）检测
   B. 雄激素检测
   C. 人绒毛膜促性腺激素（hCG）检测
   D. 遗传基因检测
   E. 睾丸动静脉造影

8. 关于成人多囊肾，以下叙述错误的是（　）。
   A. 伴发结石或尿路感染者，可出现血尿、脓尿、发热及肾区疼痛等相应症状
   B. 多数患者至40岁左右才出现症状
   C. 临床表现为肾区疼痛、腹部肿块与肾功能损害
   D. 是常染色体显性遗传病
   E. 约2/3的患者出现肝囊肿，但无肝功能变化

9. 急性尿潴留常见的机械性梗阻原因不包括（　）。
A. 尿道异物
B. 盆腔肿瘤
C. 尿道损伤
D. 前列腺增生
E. 输尿管炎症

10. 良性前列腺增生的主要发病原因是（　）。
A. 饮食习惯和老龄
B. 遗传和饮食习惯
C. 吸烟和肥胖
D. 饮酒和人种
E. 老龄和有功能的睾丸

11. 小儿巨大肾积水的定义是指（　）。
A. 多见于女性患儿、痛感强烈的肾积水
B. 超过24小时尿液总量的肾脏积水
C. 导致肾实质显著破坏、肾功能严重丧失的肾积水
D. 肾脏体积巨大，体表能扪及巨大包块
E. 肾积水容量超过800ml

12. 肾结石患者二次体外冲击波碎石的时间间隔最少是（　）。
A. 2天
B. 4天
C. 5天
D. 9天
E. 7天

13. 引起血压高和血糖高的疾病不包括（　）。
A. 肾脏移植后用泼尼松、吗替麦考酚酯和FK506控制排斥反应的患者
B. 原发性醛固酮增多症
C. 慢性肾衰竭
D. 皮质醇增多症
E. 儿茶酚胺症

14. 以下哪项不是包皮过长对包茎的危害（　）。
A. 引起继发性包茎
B. 引起包皮龟头炎
C. 影响排尿
D. 诱发阴茎癌
E. 引起尿道狭窄

15. 根据典型的临床表现和体征可以明确诊断膀胱外翻，（　）检查有助于排除合并其他畸形。
A. B超
B. X线片
C. MRI
D. KUB
E. IVU

16. 以下哪项不是阴茎癌的转移途径（　）。
A. 经淋巴转移到腹股沟、髂淋巴结
B. 经血行扩散转移到骨
C. 经血行扩散转移到肝
D. 经血行扩散转移到肺
E. 浸润尿道海绵体，影响排尿

17. 关于肾肿瘤，以下叙述错误的是（　）。
A. 肾盂癌是从肾盂柱状上皮发生的恶性肿瘤
B. 肾癌是从肾小管上皮细胞发生的恶性肿瘤
C. 肾母细胞瘤是由肾内质组成的恶性肿瘤
D. 肾盂鳞状上皮癌多继发于肾盂结石或炎症
E. 肾盂乳头状瘤亦可视为乳头状癌

18. 不是精索静脉曲张多见于左侧原因的是（ ）。

A. 左精索静脉呈直角进入左肾静脉，血流阻力较大

B. 左精索静脉受到前方乙状结肠压迫

C. 左肾静脉位于肠系膜上动脉与主动脉之间，容易受压迫

D. 左精索静脉进入左肾静脉入口处瓣膜功能不全

E. 下尿路梗阻时可因腹压增大发生左精索静脉曲张

19. 原发性醛固酮增多症出现高血钠的原因不包括（ ）。

A. 体内醛固酮分泌过多

B. 肾远曲小管和集合管 $Na^+$ 重吸收明显增多

C. 体内 $Na^+$ 潴留

D. 尿中 $Na^+$ 排出减少

E. 体内醛固酮分泌过少

20. 儿茶酚胺增多症的“三联征”是（ ）。

A. 头痛、多汗和心悸

B. 头痛、消瘦和心悸

C. 头痛、多汗和血尿

D. 肋肋部疼痛、多汗和心悸

E. 发热、血尿和消瘦

21. 关于马蹄肾的治疗，以下叙述错误的是（ ）。

A. 狭窄者行肾盂成形术

B. 本病肾功能通常会出现异常，需特别治疗

C. 针对并发症施行手术治疗

D. 肾积水如为输尿管反流者可行输尿管膀胱吻合术

E. 本病肾功能常无异常，若无合并症，无需特别治疗

22. 下列不是重复肾盂、输尿管畸形临床特点的是（ ）。

A. 不完全性重复肾盂输尿管畸形是指重复的输尿管汇合后共同开口于膀胱

B. 完全性重复肾盂输尿管畸形指重复的输尿管下行至壁间段处才汇合

C. 不会表现为尿失禁

D. 重复部分常位于肾下极

E. 首选逆行肾盂造影检查进行诊断

23. 有关嗜铬细胞瘤的临床表现，以下叙述正确的是（ ）。

A. 高血压、低血糖、高代谢

B. 低血压、低血糖、低代谢

C. 低血压、高血糖、高代谢

D. 高血压、低血糖、低代谢

E. 高血压、低血压、心肌改变

24. 血液透析时超滤效果取决于（ ）。

A. 液体静力超滤

B. 扩散物质的分子质量

C. 膜的压力

D. 液体压力超滤

E. 膜两侧的浓度差

25. 输尿管癌最常见的症状是（ ）。

A. 肉眼或镜下血尿

B. 尿频

C. 尿急

D. 发热

E. 排尿困难

26. 关于尿道憩室的临床表现，以下叙述错误的是（ ）。

A. 患有尿道憩室的患者均无任何症状

B. 50% 患者表现为慢性反复性尿频、尿急、尿痛、尿失禁或排尿困难

C. 憩室伴有结石者，可扪及结石，如

并发肿瘤，则肿块坚硬

D. 阴道前壁可扪及有触痛的软性肿块，按压肿块后有脓液自尿道口流出而肿块缩小

E. 巨大憩室可出现血尿、性交疼痛及性交困难

27. 患者男性，I 期睾丸肿瘤，其首选的治疗方式是（　）。

A. 分子靶向治疗

B. 观察

C. 化疗

D. 手术

E. 内分泌治疗

28. 患者，女性，55 岁。行根治性右肾切除术后病理检查提示右侧肾脏透明细胞型肾细胞癌，肿瘤内有坏死灶，侵犯肾窦脂肪，肾静脉内未见瘤栓。根据 2010 年美国癌症联合委员会（AJCC）肾癌的 TNM 分期，该患者的肿瘤分期属于（　）。

A. $T_{3a}$

B. $T_{2b}$

C. $T_{2a}$

D. $T_{3b}$

E. $T_{3c}$

29. 患者，男性，30 岁。骨盆被汽车撞伤 2 小时，有尿意，但不能排尿。查体：下腹部膨隆有压痛，无肌紧张，叩诊浊音，肠鸣音正常，首先应考虑的诊断是（　）。

A. 前尿道损伤

B. 腹膜内膀胱破裂

C. 腹膜外膀胱破裂

D. 尿道球部损伤

E. 后尿道损伤

30. 患者，男性，28 岁。因左侧腰部钝痛 3 个月就诊，经 B 超、KUB、排泄性尿路造影检查发现左侧肾盂有 2cm × 2cm 大小结石，左肾积水，左输尿管正常；右肾及输尿管正常。此时患者首选的治疗方案是（　）。

A. 体外冲击波碎石

B. 观察

C. 内腔镜碎石

D. 开放手术

E. 中西医结合治疗

31. 患者，女孩，4 岁。1 岁后发现该患儿经常尿湿裤子，有正常排尿。用亚甲蓝注入膀胱，阴道没有蓝色液体流出，该患儿可能患有的疾病是（　）。

A. 输尿管异位开口

B. 输尿管阴道瘘

C. 膀胱阴道瘘

D. 尿道肉阜

E. 神经源性膀胱

32. 患者，女性，26 岁。右腰胀痛 3 个月。查体：右腰扪及肿块，B 超发现右肾积水，排泄性尿路造影右肾不显影，对明确诊断有意义的检查是（　）。

A. CT

B. KUB

C. 肾图

D. 经皮穿刺肾盂造影

E. B 超

33. 患者，男性，40 岁。建筑施工时不慎跌落，骑跨于水泥墙上，排尿困难已有 2 小时。此时，患者首先要进行的检查是（　）。

A. 尿道探条检查

B. 导尿

C. 尿流动力学检查

D. 输尿管镜检查

E. 尿道膀胱镜检查

34. 患者，男性，70岁。夜尿增多3年，每晚4次，一直服用保列治。现常规体检发现PSA升高（40mg/L），直肠指诊前列腺未扪及硬结。对明确诊断有意义的检查是（ ）。

A. 前列腺穿刺活检

B. 盆腔CT

C. 盆腔MRI

D. 经直肠超声

E. 游离PSA

F. 游离PSA与总PSA的比值

G. KUB

35. 患者，男性，40岁。高血压病史4年，药物控制不满意，最近4个月加重，并出现肢体麻木，下肢无力。检查发现血钾为2.6mmol/L。CT显示右肾上腺有一个直径2.1cm的占位性病变。该患者血浆肾素和醛固酮改变可能是（ ）。

A. 血浆肾素和醛固酮水平均无变化

B. 血浆肾素水平降低，醛固酮水平升高

C. 血浆肾素水平降低，醛固酮水平也降低

D. 血浆肾素水平升高，醛固酮水平也升高

E. 血浆肾素水平升高，醛固酮水平降低

## 二、多选题（以下每道考题有5个备选答案，每道题至少有2个正确答案）

1. 急性膀胱炎的症状包括（ ）。

A. 发热

B. 血尿

C. 尿急

D. 尿频

E. 尿痛

2. 以下不是阴囊急症首选的检查是（ ）。

A. 睾丸核素显像

B. 阴囊CT

C. 阴囊彩色多普勒超声

D. 阴囊MRI

E. 阴囊B超

3. 关于尿道检查，以下叙述正确的是（ ）。

A. 检查尿道口应注意有无异位

B. 观察尿道外口的大小

C. 观察尿道外口的位置

D. 检查尿道口应注意有无狭窄

E. 观察尿道外口的形状

4. 经膀胱镜能做的手术有（ ）。

A. 输尿管口切开术

B. 输尿管末端成形术

C. 输尿管末端结石取出术

D. 膀胱肿瘤切除术

E. 膀胱碎石术

5. 有关腹膜后纤维化，以下叙述正确的是（ ）。

A. 是免疫相关性疾病

B. 也称为Ormond病

C. 泌尿系统表现为双肾积水

D. 遗传因素在发病中不占重要地位

E. 女性多见

6. 关于肾蒂血管破裂的临床表现，以下叙述错误的是（ ）。

A. 肉眼血尿

B. 腰痛

C. 不易纠正的严重失血性休克

D. 腹膜炎症状
E. 镜下血尿

7. 肾脏损伤最严重的类型不包括（　）。
A. 肾实质深度裂伤
B. 肾脏横断或下极碎裂伤
C. 肾挫伤
D. 肾蒂血管损伤
E. 表浅肾皮质裂伤

8. 后尿道损伤时，尿外渗不常出现的部位有（　）。
A. 下腹部皮下组织
B. 腹膜外膀胱周围
C. 会阴部皮下组织
D. 阴茎部
E. 阴囊部

9. 关于慢性非细菌性前列腺炎，下列叙述正确的有（　）。
A. 前列腺液经细菌涂片及培养均为阴性
B. 滴虫、衣原体、支原体与致病有关
C. 发病率比较高的一种前列腺炎
D. 有反复尿路感染发作史
E. 常有前列腺液自尿道流出

10. 肾结核患者就诊时最多见的主诉是（　）。
A. 肾区疼痛
B. 尿失禁
C. 尿痛
D. 尿频
E. 肿块

11. 肾癌介入术的并发症不包括（　）。
A. 气胸
B. 血尿
C. 贫血
D. 发热
E. 肾脓肿

12. 肾上腺皮质分泌的激素包括（　）。
A. 盐皮质激素
B. 糖皮质激素
C. 性激素
D. 促红细胞生成素
E. 儿茶酚胺

13. 继发性鞘膜积液的病因包括（　）。
A. 阴囊外伤
B. 精索炎
C. 急性睾丸炎
D. 附睾炎
E. 腹外疝

14. 对尿道狭窄患者用金属尿道探条行尿道扩张时的注意事项包括（　）。
A. 开始应选用最细的金属尿道探条进行尿道扩张
B. 严格无菌操作
C. 操作时可用尿道黏膜麻醉
D. 必要时扩张后留置导尿管
E. 定期进行尿道扩张治疗

15. 关于男性输尿管开口异位的临床表现，以下叙述正确的是（　）。
A. 男性患者一般无尿失禁
B. 多表现为梗阻和尿路感染症状
C. 可继发前列腺炎、精囊炎
D. 出现尿疹和溃烂
E. 出现尿频、尿急等症状

16. 患者，男性，28 岁。3 个月前出现左睾丸疼痛并肿大，有沉重感。查体：触诊左侧睾丸大小约 4cm × 3cm × 3cm，浅表淋巴结未触及肿大。超声检查提示左侧睾丸肿瘤可能性大。以下哪些肿瘤标志物是必须检测的（　）。
A. 胎盘碱性磷酸酶
B. 人绒毛膜促性腺激素
C. 乳酸脱氢酶
D. 神经元烯醇化酶
E. 甲胎蛋白

17. 急性肾后性肾衰竭的常见病因有（　）。
A. 双侧输尿管结石
B. 孤独肾输尿管结石
C. 双侧输尿管损伤
D. 晚期盆腔肿瘤压迫双侧输尿管
E. 严重脓毒症

18. 以下哪项不是急性腮腺炎性睾丸炎的治疗方法（　）。
A. 一般治疗
B. 中药治疗
C. 抗病毒治疗
D. 抗生素治疗
E. 手术治疗

19. 以下哪项不是预防泌尿系结石复发的方法（　）。
A. 减少钠盐的摄入
B. 多运动以促进小的结石或结晶排出
C. 多饮水以稀释尿液
D. 多饮浓茶以利尿
E. 口服蛋白粉以增加尿中氨基酸含量

20. 以下哪项不是膀胱镜检查的禁忌证（　）。
A. 大量肉眼血尿
B. 膀胱肿瘤
C. 膀胱容量过小
D. 急性膀胱炎
E. 尿道狭窄

## 三、案例分析题（每个案例至少有3个提问，每个提问有多个备选答案，其中正确答案有1个或多个）

（1~4题共用题干）

患者，男性，49岁。间断无痛性肉眼血尿4个月余，血尿中偶有血块，期间曾发作两次左肾区绞痛。

1. 根据患者的症状，不可能的诊断是（　）。
A. 左肾囊肿
B. 左肾盂癌
C. 左肾细胞癌
D. 左肾血管平滑肌脂肪瘤
E. 左肾结石
F. 左肾结核
G. 左肾黄色肉芽肿性肾盂肾炎
H. 左肾被膜下血肿

2. 对确诊病情有意义的检查包括（　）。
A. 左侧逆行肾盂造影
B. 腹部CT平扫
C. 腹部MRI检查
D. 腹部CT平扫+增强
E. PET-CT检查
F. 肾脏核素扫描

3. 该患者进行了腹腔镜下左肾根治性切除术，其手术切除范围不应包括（　）。
A. 腹膜后淋巴结
B. 左输尿管上段
C. 左侧肾上腺
D. 左输尿管口周围膀胱壁
E. 左肾周围脂肪囊
F. 左输尿管全长
G. 左肾

4. 患者术后病理报告：左肾透明细胞型肾细

胞癌，Furhman Ⅱ级，肿瘤大小 7.4cm × 6.1cm × 6.5cm，肿瘤分期为 $PT_{2a}$，肾盂脂肪及肾周围脂肪未见侵犯。术后恢复顺利，伤口按时拆线。出院后需注意事项和治疗有（　）。

A. 应用干扰素
B. 定期肾功能复查
C. 应用中药预防复发、转移
D. 定期影像学复查
E. 应用白介素-2
F. 应用肿瘤疫苗
G. 应用舒尼替尼

（5～11 题共用题干）

患者，女性，30 岁。妊娠 25 周以突发左肾绞痛，疼痛难忍，伴恶心 5 小时就诊。查尿常规：红细胞（++），白细胞（+）；泌尿系 B 超：左肾盂轻度积水，余未见异常。查体：血压、脉搏及体温均正常，左肾区叩击痛明显，腹部检查未见异常。临床诊断左侧输尿管结石，左侧肾盂积水。

5. 患者入院后肾区疼痛不止，为缓解症状可选择的方法包括（　）。
A. 肌内注射 654-2
B. 肌内注射黄体酮
C. 直肠内应用吲哚美辛栓剂
D. 肌注盐酸哌替啶
E. 急诊体外震波碎石治疗
F. 急诊行 DJ 管置入
G. 急诊行输尿管镜碎石手术

6. 患者的临床诊断为左侧输尿管结石，但是泌尿系 B 超检查未发现结石的直接证据，目前的检查方向是（　）。
A. 仅依据目前泌尿系 B 超检查结果进行治疗，不必再进行其他检查
B. 行静脉尿路造影检查，以明确结石的位置、大小和肾功能状况
C. 行泌尿系 CT 平扫、以明确结石的位置和大小
D. 行尿路 CT 成像检查，以明确结石的位置、大小和肾功能状况
E. 行泌尿系 MRI 检查，以明确结石的位置和大小
F. 行磁共振尿路水成像检查，以明确结石的位置、大小和肾功能状况
G. 行腹部泌尿系 X 线平片检查，以明确结石的位置和大小

7. 急诊给予肌注 654-2 10mg 和哌替啶 50mg，20 分钟后，患者疼痛缓解并回家休息。次日左肾绞痛再次发作，疼痛较前加重，伴发热，体温 38.6℃。再次来院急诊。查体：左肾区叩击痛较前明显，左上腹深压痛，无肌紧张和反跳痛，肠鸣音减弱。血常规：白细胞 $15.3 \times 10^9/L$，中性粒细胞 0.86。复查泌尿系 B 超：左肾盂轻度积水，输尿管上段扩张。进一步应检查的项目包括（　）。
A. 腹部 X 线平片
B. 血生化检测
C. 尿细菌培养
D. 血电解质分析
E. 凝血全项检测
F. 动脉血气分析
G. 血细菌培养

8. 以下哪些治疗方法不适合该患者（　）。
A. 急诊 DJ 管置入
B. 再次肌注 654-2 和哌替啶以解痉镇痛，不必再行侵入性的处理
C. 急诊行输尿管镜检查，并行碎石治疗
D. 行左肾盂穿刺造瘘术以缓解症状和保护肾功能
E. 静脉应用三代头孢抗生素
F. 静脉应用喹诺酮类抗生素

9. 对于无药物过敏史的患者，应用前不需要进行皮试的药物包括（　）。
A. 头孢呋肟
B. 头孢曲松钠
C. 氨基糖苷类抗生素
D. 哌拉西林钠舒巴坦钠
E. 头孢哌酮钠舒巴坦钠
F. 阿莫西林钠和克拉维酸钾

10. 该患者入院后急诊行 DJ 管置入，留置导尿，静脉注射头孢曲松钠 2g，每天 2 次，疼痛缓解，体温恢复正常。因患者不能耐受留置导尿管，反复出现膀胱痉挛症状，要求拔除导尿管。病情稳定后，患者出院，嘱其继续口服抗生素治疗。在拔除导尿管的第 2 天，患者再次发热，体温 38.2℃。合理的治疗是（　）。
A. 再行留置导尿，持续开放导尿
B. 头孢曲松钠和美罗培南联合应用
C. 将抗生素改用美罗培南
D. 急诊行经输尿管镜下碎石术
E. 更换 DJ 管
F. 急诊行左侧肾盂穿刺造瘘术

11. 经过上述治疗后，患者体温恢复正常，下一步的治疗方法是（　）。
A. 感染控制 2~3 周后，拔除 D-J 管和导尿管，临床观察随访
B. 持续留置 D-J 管和导尿管，并用中药排石治疗
C. 2~3 个月更换 D-J 管 1 次，直至分娩后再处理输尿管结石
D. 感染控制 3~4 周后，拔除 D-J 管和导尿管，改行左侧肾盂穿刺造瘘术，直至分娩
E. 持续留置 D-J 管和导尿管，直至分娩后再处理输尿管结石
F. 感染控制 4~5 周后，在局部麻醉下行经输尿管镜碎石手术

（12~15 题共用题干）

患者，男性，69 岁。因排尿困难且进行性加重 4 年，尿频、尿急伴急迫性尿失禁 4 天就诊。查体：腹软，无明显压痛，耻骨上叩诊浊音，直肠指诊（DRE）肛门括约肌张力尚可，前列腺Ⅲ°增大，质软，中央沟变浅，未触及明显结节，指套无染血。前列腺特异抗原（PSA）2.39μg/L，F/T 25%。

12. 根据患者的症状和相关检查，最可能的诊断是（　）。
A. 泌尿系感染
B. 前列腺增生症
C. 膀胱结石
D. 前列腺癌
E. 神经源性膀胱
F. 尿道狭窄

13. 对确诊病情有价值的检查包括（　）。
A. 前列腺磁共振
B. 尿流率检测
C. 尿动力学检查
D. 尿常规检查
E. 盆腔 CT 平扫
F. 泌尿系 B 超

14. 患者泌尿系 B 超提示膀胱内有直径 2.6cm 大小强回声，后方伴声影，位置随体位改变，前列腺内部回声均匀，体积 112ml。尿常规：白细胞（++），红细胞（++），亚硝酸盐（+）。合理的处理是（　）。
A. 抗感染治疗后手术治疗
B. 应用 M 受体阻滞剂
C. 口服 5α 还原酶抑制剂

D. 口服 α 受体阻滞剂
E. 观察

15. 如需手术，术前需完善的检查包括（ ）。
A. 膀胱镜
B. 肾功能检测
C. 上尿路 B 超
D. 前列腺磁共振
E. 静脉肾盂造影
F. 血常规检查

（16~19 题共用题干）

患者，女性，68 岁。因咳嗽及大笑时尿液不自主流出 4 年余，加重 2 个月就诊。患者无糖尿病史，无外伤手术史，有子女 2 个，均为自然分娩。

16. 患者尿动力学检查可能出现的结果有（ ）。
A. 由卧位转为立位后，尿道关闭压下降
B. 漏尿期膀胱内压明显降低
C. 储尿期尿道内压无变化
D. 最大尿流率降低
E. 残余尿正常
F. 最大尿道压明显下降

17. 患者尿流动力学检查提示排尿期膀胱内压为 28mmHg，患者属于（ ）。
A. 无压力性尿失禁
B. 中重度压力性尿失禁
C. 重度压力性尿失禁
D. 轻度压力性尿失禁
E. 中度压力性尿失禁

18. 患者行尿流动力学检查联合尿道膀胱造影可能出现的结果有（ ）。
A. 上尿道轴与垂直线形成一个约 30°的尿道倾斜角
B. 膀胱颈低于耻骨联合下缘
C. 尿道倾斜角变小
D. 膀胱颈部呈漏斗状并下垂
E. 尿道轴发生不同程度的向下、向后旋转
F. 膀胱尿道后角消失

19. 为了进一步明确诊断，还应考虑的检查是（ ）。
A. 尿路超声检查
B. 尿培养
C. 漏尿点压测定
D. 膀胱镜检查
E. 静脉肾盂造影

（20~24 题共用题干）

患者，男性，28 岁。8 天前出现尿道外口瘙痒伴尿频、尿急、尿痛并逐渐加重。3 天前发现尿道外口有脓液自主排出。患者发病以来一般状态尚可，无发热。既往有不洁性生活史。

20. 根据患者的症状，不可能的诊断是（ ）。
A. 急性肾盂肾炎
B. 淋病性尿道炎
C. 急性前列腺炎
D. 膀胱结核
E. 急性膀胱炎
F. 非淋病性尿道炎

21. 查体：体温 36.8℃，尿道外口红肿，挤压可见黄绿色脓性分泌物。分泌物涂片镜检可见大量中性粒细胞，其内有革兰阴性双球菌。患者最可能感染的病原体是（ ）。
A. 淋病奈瑟菌
B. 脑膜炎奈瑟菌
C. 溶脲脲原体
D. 葡萄杆菌

E. 沙眼衣原体
F. 腺病毒
G. 红色念珠菌

22. 患者感染的这种病原体在缺乏特异性抗体的情况下具有抗吞噬作用，这主要是由下列哪种抗原引起的（　）。
A. 菌毛
B. 外膜蛋白
C. 类脂
D. 脂多糖
E. 荚膜
F. IgA 蛋白酶

23. 该患者应首选的治疗药物是（　）。
A. 磺胺甲基异噁唑
B. 青霉素
C. 环丙沙星
D. 万古霉素
E. 头孢曲松 + 多西环素
F. 多西环素

24. 以下哪种病原菌不会引起尿道炎（　）。
A. 梅毒螺旋体
B. 解脲支原体
C. 单纯疱疹病毒
D. 类杆菌
E. 白色念珠菌
F. 腺病毒
G. 沙眼衣原体

（25~28 题共用题干）

患者，男性，30 岁。因阴茎疼痛、肿胀 3 小时就诊。3 小时前患者于性交过程中出现阴茎疼痛、肿胀。查体：阴茎肿胀变形，一侧皮下血肿，阴茎向对侧偏斜。

25. 根据患者的症状，初步诊断为（　）。
A. 阴茎头炎
B. 尿道损伤
C. 阴茎挫伤
D. 阴茎硬结症
E. 阴茎折断伤
F. 包皮炎

26. 若患者出现局部病变，此时最佳的检查方法是（　）。
A. B 超
B. X 线
C. CT
D. KUB
E. PET–CT
F. MRI

27. 以下哪种治疗方案不适合该患者（　）。
A. 尽早手术治疗
B. 观察
C. 局部冷敷，加压包扎
D. 口服抗生素
E. 卧床休息
F. 留置导尿管

28. 针对治疗，以下叙述正确的是（　）。
A. 应尽量保存有活力的组织，特别是海绵体，以恢复阴茎功能
B. 可应用广谱抗生素预防感染
C. 术后可加用雌激素防止阴茎勃起，以利于止血和伤口愈合
D. 采取以保守治疗为主的综合治疗
E. 手术应沿阴茎冠状沟皮肤作环形切口，将皮肤推向阴茎根部
F. 手术中应注意彻底止血，清除血肿，缝合白膜

（29~32 题共用题干）

患者，男性，28 岁。阴茎勃起时其下弯 >50°，性交困难。查体：阴茎牵拉长度

12.3cm，未触及硬结，无勃起疼痛。患者曾口服维生素E治疗5个月，但效果不佳。

29. 对确诊病情有重要诊断价值的检查是（ ）。
 A. 阴茎海绵体彩色多普勒超声检查（CDDU）
 B. 阴茎 MRI
 C. 国际勃起功能指数-5（IIEF-5）评分
 D. 尿道造影
 E. 性激素检测
 F. 泌尿系统B超

30. 根据患者的症状和体征，应选择的治疗方法是（ ）。
 A. 阴茎延长术
 B. 阴茎起勃器（假体）植入术
 C. 包皮环切术
 D. 改良式阴茎弯曲矫正术
 E. 口服磷酸二酯酶V型抑制剂
 F. 阴茎海绵体白膜折叠术

31. 术后并发症有（ ）。
 A. 阴茎硬结
 B. 阴茎折断
 C. 阴茎癌
 D. 阴茎麻木
 E. 阴茎短缩
 F. 伤口延迟愈合

32. 矫正阴茎弯曲主要以哪侧白膜的折叠为主（ ）。
 A. 右侧
 B. 腹侧
 C. 左侧
 D. 背侧
 E. 阴茎脚
 F. 龟头处

（33~36题共用题干）

患者，男性，28岁。以肾移植术后2个月，发热3天就诊。查体：T 38.8℃，BP 145/90mmHg。神清。双肺呼吸音清，未闻及干湿啰音。心率86次/分，律齐，未闻及杂音。右髂窝移植肾大小约12cm×6cm，质硬，触痛（+），肾周未及异常包块。

33. 根据患者的症状和体征，以下哪项诊断是不可能出现的（ ）。
 A. 肺炎
 B. 急性排斥反应
 C. 急性阑尾炎
 D. 急性胃肠炎
 E. 肺结核
 F. 输尿管结石

34. 辅助检查：血常规：白细胞 $3.5\times10^9/L$，中性粒细胞0.76，血红蛋白125g/L，血小板 $150\times10^9/L$。尿常规：蛋白（+），潜血（+），白细胞（-）。便常规：未见异常。血生化：肌酐203.5μmol/L，尿素氮16.9mmol/L。胸部X线片：未见明显异常。腹部B超：阑尾管样结构。移植肾B超：移植肾大小约12.3cm×6.4cm，皮质厚1.1cm，血流信号丰富，动脉阻力指数0.93。对明确诊断有价值的检查是（ ）。
 A. 移植肾穿刺活检
 B. 腹部增强CT
 C. CYP3A5基因检测
 D. 群体反应性抗体
 E. 环孢素A浓度
 F. 细菌学检查
 G. 病毒学检查

35. 患者进一步检查：环孢素A谷浓度125μg/L。群体反应性抗体（PRA）Ⅰ类、Ⅱ类均阴性。病毒九项均阴性。

抗结核抗体阴性。传染病相关检查未见异常。移植肾穿刺活检病理：移植肾间质淋巴细胞浸润（受累肾实质 >25%），伴有重度肾小管炎病灶（>10 个单核细胞/小管横切面），C4d 染色阴性。此时患者的诊断应是（　）。

A. 慢性排斥反应
B. 病毒感染
C. 局灶性节段性肾小球硬化症
D. 环孢素中毒
E. 移植肾肾病复发
F. 糖尿病肾病
G. 急性排斥反应

36. 根据患者以上症状和相关资料，不适当的治疗措施包括（　）。

A. 抗 CD25 单克隆抗体治疗
B. 激素冲击治疗
C. 血浆置换
D. 增加环孢素剂量
E. 免疫吸附测定
F. ATG 治疗
G. 减少环孢素剂量

（37～39 题共用题干）

患者，男性，59 岁。因腰部不适、肾功能不全 2 个月就诊。查血肌酐 500μmol/L，超声检查提示双肾及输尿管上段扩张积水。患者既往有高血压病史 11 余年，口服降压药物后血压控制在 160/100mmHg。冠心病病史 6 年，口服药物控制病情。前列腺增生病史 2 年，未予治疗。

37. 对明确诊断有价值的检查是（　）。

A. 尿脱落细胞荧光原位杂交（FISH 检测）
B. 泌尿系统 CT
C. 尿培养
D. 复查超声
E. 磁共振尿路水成像（泌尿系统 MRU）
F. 骨扫描
G. 静脉肾盂造影

38. 根据患者的病史，不适合的治疗（　）。

A. 局部放疗
B. 服用激素三苯氧胺
C. 血液透析
D. 留置双侧 D-J 管
E. 全身化疗
F. 手术治疗

39. 患者留置双侧 F7 输尿管支架管。血肌酐降至 200μmol/L，超声提示双肾积水缓解，血压 140/90mmHg。1 周后再次复查血肌酐 400μmol/L，超声提示肾积水加重。此时合理的治疗是（　）。

A. 输尿管狭窄扩张术
B. 输尿管镜检术
C. 服用激素三苯氧胺
D. 更换双侧输尿管肿瘤支架管或双肾造瘘术
E. 血液透析
F. 全身化疗

（40～42 题共用题干）

患者，女性，30 岁。出生后漏尿至今。漏尿量不大，咳嗽时明显，每天用尿垫 1 块。无尿频、尿急、尿痛和排尿困难。无便秘。无腰骶痛。双下肢功能正常。查体：会阴、外阴未见异常开口。咳嗽时见有少许液体流出，难以鉴别是从尿道口还是从阴道口漏出。肛门括约肌张力正常。球-海绵体反射存在。骶尾部未见异常。向膀胱内注入亚甲蓝后阴道内棉签不蓝染。

40. 根据患者的症状和相关资料，可能的诊断是（　）。

A. 急迫性尿失禁
B. 充盈性尿失禁

C. 输尿管阴道瘘
D. 输尿管异位开口
E. 尿道不稳定
F. 尿道炎
G. 压力性尿失禁

41. 以下哪种方法可以确诊压力性尿失禁（ ）。
A. 站立位咳嗽诱发试验
B. 1 小时尿垫试验
C. 半蹲位咳嗽诱发试验
D. 36 小时尿垫试验
E. 72 小时尿垫试验

42. 患者 CT 提示盆腔有一实质性占位，直径约 3.1cm 大小。此时应采取的治疗是（ ）。
A. 盆腔探查
B. 口服盐酸米多君（管通）
C. 口服托特罗定 + 管通
D. 生物反馈
E. 盆底训练
F. 电刺激
G. 口服托特罗定

（43~45 题共用题干）

患者，男性，40 岁。因发现左侧睾丸持续增大 4 个月，左侧阴囊疼痛 2 天就诊。患者于 18 年前因左侧隐睾行左侧睾丸下降固定术，自述左侧睾丸降入阴囊后较对侧明显偏小。近 2 年，患者发现左侧阴囊内睾丸持续增大尤以近 2 天为重并伴疼痛。查体：左侧睾丸肿物约 6.2cm × 8.2cm，触痛明显，透光试验（-），有沉重感。实验室检查提示：甲胎蛋白（AFP）8μg/L（酶联免疫法测定），胸部 X 线片提示未见明显异常。

43. 为进一步明确诊断，还需完善的检查包括（ ）。
A. 腹部 CT
B. 盆腔 CT
C. 睾丸超声
D. PET–CT
E. KUB
F. 睾丸 MRI
G. 肿物穿刺活检

44. 患者的初步诊断为睾丸肿瘤，高度怀疑精原细胞瘤，影像学资料提示肿瘤局限于睾丸和附睾，不伴有血管和淋巴管浸润，肿瘤浸润白膜，但尚未侵犯鞘膜，无区域淋巴结转移，无远处转移。且患者已行根治性睾丸切除术。此时适合患者的治疗方案不包括（ ）。
A. 腹膜后淋巴结清扫术
B. 密切监测
C. 辅助化疗
D. 辅助性放疗
E. 生物治疗
F. 靶向治疗

45. 若患者已确诊为精原细胞瘤，能说明患者预后较好的是（ ）。
A. hCG 和 LDH 可为任何值
B. 睾丸或者腹膜后原发
C. AFP 正常
D. 任何部位原发
E. 肺外器官转移
F. 无肺外器官转移

# 参考答案

## 一、单选题

| | | | | | | | | | |
|---|---|---|---|---|---|---|---|---|---|
| 1. A | 2. D | 3. E | 4. C | 5. E | 6. A | 7. E | 8. E | 9. E | 10. E |
| 11. B | 12. E | 13. E | 14. E | 15. A | 16. E | 17. A | 18. E | 19. E | 20. A |
| 21. B | 22. A | 23. E | 24. A | 25. A | 26. A | 27. D | 28. A | 29. E | 30. A |
| 31. A | 32. A | 33. B | 34. A | 35. B | | | | | |

## 二、多选题

| | | | | |
|---|---|---|---|---|
| 1. BCDE | 2. ABDE | 3. ABCD | 4. ACDE | 5. ABCD |
| 6. ABDE | 7. ABCE | 8. ACDE | 9. ABCE | 10. CD |
| 11. ABCD | 12. ABC | 13. ABCD | 14. BCDE | 15. ABCD |
| 16. BCE | 17. ABCD | 18. DE | 19. DE | 20. AB |

## 三、案例分析题

| | | | | |
|---|---|---|---|---|
| 1. ADH | 2. BCD | 3. ACDF | 4. BD | 5. ABCDF |
| 6. A | 7. BCDEG | 8. BCDF | 9. ACE | 10. A |
| 11. A | 12. B | 13. BDF | 14. A | 15. BCF |
| 16. ABCEF | 17. E | 18. ABDEF | 19. ACD | 20. ACDE |
| 21. A | 22. A | 23. E | 24. A | 25. E |
| 26. A | 27. BCDEF | 28. ABCEF | 29. A | 30. E |
| 31. AE | 32. D | 33. ACDEF | 34. A | 35. G |
| 36. ACEG | 37. E | 38. AEF | 39. CD | 40. D |
| 41. A | 42. A | 43. ABCF | 44. A | 45. CF |

# 高级卫生专业技术资格考试用书
# 泌尿外科学模拟试卷（四）

中国协和医科大学出版社
北　京

# 模拟试卷（四）

## 一、单选题（以下每道考题有 5 个备选答案，请选择 1 个最佳答案）

1. 关于肾上腺危象，叙述不正确的是（　）。
   A. 是艾迪生病急剧加重的表现
   B. 血钾降低
   C. 可出现低血糖和低钠血症
   D. 常发生于感染、创伤等应激情况下
   E. 可有恶心、脱水和血压降低等表现

2. 肾癌最常见的症状是（　）。
   A. 血尿
   B. 发热
   C. 肿块
   D. 疼痛
   E. 贫血

3. 肾盂肿瘤根治性手术的切除范围不包括（　）。
   A. 肾脏
   B. 肾周脂肪囊
   C. 同侧肾上腺
   D. 两侧肾上腺
   E. 输尿管全段及膀胱袖套状

4. 腹膜透析液使用时需要（　）。
   A. 加温至 35℃
   B. 加温至 36℃
   C. 加温至 38℃
   D. 降温至 32℃
   E. 降温至 30℃

5. 阴茎闭合性损伤不包括（　）。
   A. 阴茎挫伤
   B. 阴茎折断
   C. 阴茎绞窄
   D. 阴茎脱位
   E. 阴茎离断

6. 区别脓尿与菌尿的方法为（　）。
   A. 尿沉渣镜检
   B. 尿胆红素测定
   C. 尿蛋白定性
   D. 尿三杯试验
   E. 潜血试验

7. 关于膀胱憩室，叙述正确的是（　）。
   A. 发生于膀胱顶部和两侧壁
   B. 是先天性病变，下尿路梗阻不是主要因素
   C. 多见于女性，常为多发性
   D. 进行性排尿困难为本病的特征性临床表现
   E. 先天性憩室壁含有肌纤维，借此可与后天性区别

8. 鉴别肾错构瘤与肾癌最好的方法为（　）。
   A. 肾 B 型超声
   B. 静脉肾盂造影（IVP）
   C. 肾 CT
   D. 肾 MRI
   E. 肾动脉造影

9. 尿道膜部损伤尿外渗部位是（　）。
   A. 会阴浅袋

B. 会阴深袋
C. 阴囊部
D. 阴茎部
E. 耻骨后膀胱及前列腺周围

10. 外伤性尿道狭窄的类型不包括（ ）。
A. 前尿道单纯性狭窄
B. 前尿道复杂性狭窄
C. 后尿道复杂性狭窄
D. 梗阻性尿道狭窄
E. 后尿道单纯性狭窄

11. 鞘膜积液最常见的临床类型为（ ）。
A. 睾丸鞘膜积液
B. 精索鞘膜积液
C. 睾丸、精索鞘膜积液
D. 交通性鞘膜积液
E. 婴儿型鞘膜积液

12. 泌尿系损伤最常见的是（ ）。
A. 阴茎损伤
B. 尿道损伤
C. 膀胱损伤
D. 输尿管损伤
E. 肾损伤

13. 关于输尿管损伤的临床表现，叙述不正确的是（ ）。
A. 尿瘘或尿外渗
B. 持续性肉眼血尿
C. 梗阻
D. 无尿
E. 感染

14. 妇科手术在处理下列哪种组织时最易损伤输尿管（ ）。
A. 骨盆漏斗韧带、主韧带、圆韧带
B. 主韧带、骨盆漏斗韧带、子宫动脉
C. 子宫动脉、宫骶韧带、卵巢固有韧带
D. 输卵管系膜、卵巢固有韧带、子宫动脉
E. 圆韧带、宫骶韧带、子宫动脉

15. 不是假性膀胱外翻临床特点的是（ ）。
A. 有骨、肌肉缺损
B. 脐孔位置高
C. 腹直肌从脐上分裂，附着于分离的耻骨上
D. 膀胱从分裂的腹直肌突出似股疝
E. 尿路是正常的

16. 急性细菌性前列腺炎的最常见致病菌是（ ）。
A. 大肠埃希菌
B. 金黄色葡萄球菌
C. 肺炎克雷伯菌
D. 变形杆菌
E. 假单胞菌

17. 膀胱外翻的治疗中，保护膀胱功能的主要手段为（ ）。
A. 控制排尿
B. 膀胱内翻缝合术
C. 骨盆环修复术
D. 尿道生殖器修复术
E. 尿流改道术

18. 下列关于膀胱癌的临床特点，叙述不正确的是（ ）。
A. 潜伏期为 5~50 年，多在 20 年左右
B. 吸烟与膀胱肿瘤无明显关系
C. 向膀胱腔内生长，成为乳头状瘤或乳头状癌
D. 在上皮内浸润性生长，形成原位癌、

内翻性乳头状瘤和浸润性癌

E. 绝大多数膀胱肿瘤患者的首发症状是无痛性血尿

19. 膀胱癌的病理分型中最常见的是（　）。

A. 膀胱尿路上皮癌

B. 膀胱鳞状细胞癌

C. 膀胱腺细胞癌

D. 膀胱转移性癌

E. 膀胱小细胞癌

20. 排尿中断常见于（　）。

A. 膀胱癌

B. 肾结石

C. 输尿管结石

D. 膀胱结石

E. 阴茎癌

21. 关于球部尿道损伤的叙述，不正确的是（　）。

A. 常由于器械检查引起

B. 可引起尿液渗入阴囊和阴茎

C. 不合并严重出血

D. 发生并发症的概率很大

E. 需手术治疗

22. 导致乳糜尿的主要原因是（　）。

A. 白细胞

B. 细菌

C. 核蛋白

D. 淋巴液

E. 黏蛋白

23. 关于尿道损伤的治疗，以下叙述错误的是（　）。

A. 治疗原则是恢复尿道连续性，引流膀胱尿液，彻底引流尿外渗

B. 尿外渗部位理疗，促进吸收

C. 球部尿道破裂和断裂可行尿道修补术或端端吻合术

D. 后尿道破裂可行耻骨上膀胱造口加尿道会师牵引术

E. 对于后尿道断裂，可根据情况行尿道端端吻合或单纯膀胱造口，情况好转后再处理尿道

24. 男性尿道癌最常见的部位是（　）。

A. 尿道球部

B. 尿道阴茎部

C. 尿道前列腺部

D. 后尿道

E. 尿道膜部

25. 对尿道鳞状细胞癌有效的化疗药物不包括（　）。

A. 甲氨蝶呤（MTX）

B. 长春碱（VLB）

C. 博来霉素（BLM）

D. 环磷酰胺（CTX）

E. 氟尿嘧啶（5–FU）

26. 较大的鞘膜积液最有效的治疗方法是（　）。

A. 理疗

B. 抽刺囊液

C. 鞘膜翻转

D. 热敷

E. 阴囊托起

27. 肾损伤中采取非手术治疗能治愈的是（　）。

A. 只限于肾挫伤

B. 肾全层裂伤

C. 肾蒂损伤

D. 大多数肾损伤

E. 肾损伤并腹腔脏器损伤

28. 关于多囊肾的病因及病理，下列叙述不正确的是（ ）。
A. 是一种先天遗传性疾病，有家庭史
B. 特点是肾实质中有无数大小不等的囊肿
C. 表面呈高低不平的囊性突起，使肾呈现多囊性改变
D. 分为常染色体显性遗传型多囊肾和常染色体隐性遗传型多囊肾
E. 常染色体隐性多囊肾多见，常于40岁左右出现症状

29. 血精是下列哪种疾病的特征性表现（ ）。
A. 前列腺炎
B. 精囊炎
C. 膀胱炎
D. 泌尿系结核
E. 前列腺结石

30. 静脉尿路造影的适应证不包括（ ）。
A. 怀疑泌尿系统结石、结核、肿瘤、先天畸形、梗阻、感染、损伤等疾病
B. 怀疑泌尿系统邻近器官疾病可能累及泌尿系统
C. 了解肾功能情况
D. 某些疾病的鉴别诊断
E. 全身情况差、肾功能严重受损、妊娠3月内、高热或急性传染病患者

31. 以下分带中，占前列腺腺体成分的70%，来源于前列腺内胚层的是（ ）。
A. 纤维肌肉基质带
B. 外周带
C. 中央带
D. 移行带
E. 上下带

32. 患者，男性，21岁。会阴部挤压伤4小时，4小时前骑自行车时与人对撞，会阴骑跨车杠上，疼痛，尿道口滴血，不能排尿，会阴部血肿如乒乓球大，血压、脉搏正常。尿道造影为完全性尿道球部断裂，此时入院的最佳处理是（ ）。
A. 尿道会师复位术加血肿引流
B. 耻骨上膀胱穿刺造瘘
C. 经会阴，尿道对端吻合术
D. 试行留置导尿管持续引流
E. 补充血容量

33. 下列不属于肾脏急性排异病理学改变的是（ ）。
A. 间质水肿
B. 间质纤维化
C. 肾小管淋巴细胞浸润
D. 肾小球毛细血管淋巴细胞浸润
E. 间质淋巴细胞浸润

34. 已证实与肾结石形成无关因素的是（ ）。
A. 维生素D的代谢
B. 尿素分解细菌
C. 制动
D. 甲亢
E. 消化吸收功能障碍

35. 原发性醛固酮增多症的主要和最先出现的症状是（ ）。
A. 高血压
B. 低血钾
C. 烦渴、多饮
D. 夜尿增多
E. 低血压

## 二、多选题（以下每道考题有5个备选答案，每题至少有2个正确答案）

1. 前列腺的间质主要由基质组织及间质细胞组成。间质细胞主要有（　）。
   A. 平滑肌细胞
   B. 成纤维细胞
   C. 毛细血管和淋巴管内皮细胞
   D. 神经内分泌细胞
   E. 中性粒细胞

2. 应力性尿道压力测定（SUPP）的主要观察指标是（　）。
   A. 最大尿道关闭压
   B. 功能尿道长度
   C. 尿道闭合压
   D. 压力传导率
   E. 控制带长度

3. 抑制精子成熟的药物有（　）。
   A. 醋酸环甲氯地孕酮
   B. 雄激素结合蛋白抑制剂
   C. 氯代甘油
   D. 柳氮磺胺吡啶
   E. 鱼肝油酸钠

4. 急性肾盂肾炎最常见的致病菌有（　）。
   A. 葡萄球菌
   B. 大肠埃希菌
   C. 变形杆菌
   D. 肠球菌
   E. 克雷伯杆菌

5. NWTS根据组织分型与预后的关系，将肾母细胞瘤分为两类，不良组织型包括（　）。
   A. 上皮型
   B. 间叶型
   C. 间变型
   D. 肾透明细胞肉瘤
   E. 肾恶性横纹肌样瘤

6. 男性尿道癌的主要临床表现有（　）。
   A. 尿道梗阻
   B. 尿道滴血
   C. 尿道血性或脓性分泌物
   D. 局部出现或触及包块
   E. 无痛性肉眼血尿

7. 阴茎癌放射治疗的急性并发症有（　）。
   A. 皮肤黏膜水肿
   B. 湿性脱皮
   C. 排尿困难
   D. 阴茎坏死
   E. 尿道狭窄

8. 目前治疗输尿管结石的方法有（　）。
   A. 体外冲击波碎石（ESWL）
   B. 输尿管肾镜取石术
   C. 腹腔镜及开放手术
   D. 溶石治疗
   E. 药物治疗

9. 阴囊触诊时需要检查的内容有（　）。
   A. 睾丸
   B. 附睾
   C. 输精管
   D. 精索
   E. 腹股沟外环

10. 根治性膀胱切除术中，标准盆腔淋巴结清扫的范围包括（　）。
   A. 双侧髂外动脉周围淋巴结
   B. 髂内动脉周围淋巴结
   C. 骶前淋巴结

D. 闭孔淋巴结
E. 膀胱周围淋巴结

11. 后尿道损伤的病理分期中，损伤期的病理生理变化是（　）。
A. 出血和创伤性休克
B. 尿道组织破坏和缺损
C. 中毒和感染
D. 高热和血白细胞计数升高
E. 纤维组织增生

12. 嗜铬细胞瘤分泌的儿茶酚胺主要包括（　）。
A. 多巴胺
B. 肾上腺素
C. 鸦片肽
D. 去甲肾上腺素
E. 血管活性肽

13. 肾结核患者的表现包括（　）。
A. 发热、盗汗等典型结核中毒症状
B. 红细胞沉降率加快
C. 晚期肾结核可以有贫血、虚弱、食欲缺乏
D. 患侧对侧肾积水时，可出现慢性肾功能不全的症状
E. 严重双肾结核可能突然发生无尿

14. 睾丸肿瘤发病的危险因素包括（　）。
A. 隐睾或睾丸下降不全
B. 先天性曲细精管发育不全综合征（Klinefelter 综合征）
C. 家族遗传因素
D. 对侧睾丸肿瘤
E. 12 号染色体短臂易位

15. 关于精索静脉曲张的诊断，下列叙述正确的是（　）。
A. 站立时阴囊有沉重及坠胀感，可向下腹部、腹股沟或腰部放射
B. 行走劳累后阴囊沉重及坠胀感加重，平卧后减轻
C. 站立检查阴囊增大，睾丸下垂，看见或触及蚯蚓状曲张静脉团
D. 平卧后原发性精索静脉曲张的曲张静脉团缩小或消失
E. 平卧后继发性精索静脉曲张的曲张静脉团缩小

16. 鉴别肾前性急性肾衰竭与急性肾小管坏死（ATN）的实验室指标有（　）。
A. 尿比重
B. 尿 pH 值
C. 尿或血肌酐水平
D. 尿钠离子浓度
E. 尿渗透压

17. 双侧肾盂输尿管连接部结石伴有双侧重度肾积水的患者已行双侧肾盂穿刺造瘘术，将术中两侧引流出的尿液分别进行尿常规检测，下列检测结果可用于判断分肾功能的有（　）。
A. 尿比重
B. 尿 pH 值
C. 尿蛋白含量
D. 尿胆红素
E. 尿酮体

18. 可引起甲状旁腺激素（PTH）降低的疾病有（　）。
A. 甲状旁腺功能亢进
B. 高钙血症
C. 甲状腺功能低下
D. 甲状旁腺功能低下
E. 类风湿关节炎

19. 临床检测 PSA 的常用方法有（　）。
A. 化学发光免疫定量法
B. 放射免疫分析（RIA）
C. 免疫放射分析（IRMA）
D. ELISA
E. 金标记渗滤法

20. 前列腺炎和精囊炎症的疼痛部位主要集中于（　）。
A. 会阴部
B. 腹股沟
C. 耻骨上区
D. 后背部
E. 腰骶部

## 三、案例分析题（每个案例至少有3个提问，每个提问有多个备选答案，其中正确答案有1个或几个）

(1~5 题共用题干)

患儿，男，15 个月。因出生至今右侧阴囊空虚来诊。B 型超声：右侧腹股沟皮下见直径为 0.6cm 团块，有血供。

1. 患儿最可能的诊断是（　）。
A. 右侧隐睾
B. 右侧腹股沟淋巴结肿大
C. 右侧腹股沟皮下肿物
D. 右侧腹股沟疝
E. 右侧精索静脉曲张

2. 关于此病的叙述正确的是（　）。
A. 随年龄增大，其发病率逐渐下降
B. 患儿在出生后睾丸仍可继续下降
C. 患儿出生 6 个月后隐睾继续下降的机会明显减少
D. 新生儿出生后阴囊内摸不到睾丸，则可诊断为隐睾
E. 新生儿出生后立即检查，6 个月后进行复查

3. 隐睾可能会导致（　）。
A. 睾丸萎缩
B. 丧失生育能力
C. 恶变为睾丸肿瘤
D. 性征发育异常
E. 智力发育障碍

4. 隐睾的最适宜手术年龄为（　）。
A. 2 岁以前
B. 3~6 岁
C. 7~9 岁
D. 10~13 岁
E. 18 岁

5. 隐睾的手术治疗方式有（　）。
A. 标准睾丸固定术
B. 分期睾丸固定术
C. 睾丸自体移植术
D. 睾丸切除术
E. 睾丸保留术

(6~9 题共用题干)

患者，女性，38 岁。婚后 3 天，持续尿频、尿急、尿痛。查体：体温 36.4℃，双肾区无叩痛，下腹部轻压痛，尿常规：大量红、白细胞。

6. 诊断首先考虑为（　）。
A. 泌尿系结石
B. 泌尿系结核
C. 膀胱肿瘤
D. 急性膀胱炎
E. 急性肾盂肾炎

7. 该患者不会出现的症状为（　）。
A. 尿频

B. 血尿
C. 尿痛
D. 发热
E. 尿急

8. 该患者可以进行的检查有（　）。
A. 静脉肾盂造影
B. 泌尿系B超
C. 膀胱镜检查
D. 中段尿细菌培养
E. 血常规

9. 目前主要的治疗措施是（　）。
A. 抗感染
B. 口服解痉药物
C. 碱化尿液
D. 每日清洁会阴部
E. 卧床休息、多饮水

（10~13题共用题干）

患者，男性，38岁。已婚已育，以主诉“右侧阴囊无痛性肿块伴腰背痛5个月”就诊。无畏寒发热，无尿频、尿急、尿痛症状。既往史：无特殊。查体：两侧睾丸位于阴囊内，右侧睾丸增大，大小约6cm×5cm×5cm，质地中等偏硬，沉重感，表面光滑，无触痛，与周围组织无明显粘连；左侧睾丸附睾大小和质地正常，无触痛。阴囊皮肤无红肿。超声检查提示右侧睾丸占位病变，考虑睾丸肿瘤。该患者腹盆部CT检查显示腹膜后多发淋巴结转移，最大淋巴结短径6cm；胸部CT及骨扫描未见明确转移灶。血AFP 187.25μg/L（正常值<8.78μg/L），hCG 199.94mU/ml（正常值<2.67mU/ml），LDH 658U/L（正常值<248U/L）。

10. 为进一步明确诊断，需进行的检查和治疗有（　）。
A. 睾丸穿刺活检
B. 经腹股沟探查和根治性睾丸切除术
C. 骨扫描
D. 腹部和盆腔CT检查
E. 胸部CT检查
F. 血清甲胎蛋白（AFP）、人绒毛膜促性腺激素（hCG）、乳酸脱氢酶（LDH）检测

11. 该患者的后续治疗方案为（　）。
A. 腹膜后淋巴结清扫术
B. 根治性睾丸切除术，根据病理决定进一步治疗方案
C. 放疗
D. 3~4个疗程以顺铂为中心的联合化疗
E. 以顺铂为中心辅助联合化疗后行根治性睾丸切除术
F. 根治性睾丸切除术，术后单周期卡铂辅助化疗

12. 该患者行根治性睾丸切除术，术后病理检查提示右侧睾丸胚胎性癌，局限于睾丸，伴有血管浸润。后续治疗应包括（　）。
A. 腹膜后淋巴结清扫术
B. 4个疗程博来霉素+依托泊苷+顺铂（BEP）方案化疗
C. 放疗
D. 顺铂+依托泊苷+异环磷酰胺（VIP）方案化疗
E. 高剂量联合化疗+自体造血干细胞移植治疗
F. 2个疗程的联合化疗后，行残余肿瘤切除术

13. 该患者选择行4个疗程的BEP化疗，4个疗程化疗后再次评估，血AFP、hCG、LDH均降至正常，腹部盆腔CT复查发

现腹膜后淋巴结较前缩小，最大直径1.5cm，PET-CT检查阴性。随访半年复查血AFP、hCG、LDH升高，腹部盆腔CT复查发现腹膜后淋巴结较前增大，最大直径3.5cm，PET-CT检查阳性，可选择的治疗方案包括（　）。

A. 联合挽救性化疗方案（VIP方案）4个疗程
B. 联合挽救性化疗方案（TIP方案）4个疗程
C. 如无手术禁忌，行挽救性腹膜后淋巴结清扫术和残余肿瘤切除术
D. 放疗
E. 放疗和紫杉醇、奥沙利铂方案化疗
F. 高剂量联合化疗+自体造血干细胞移植

（14~18题共用题干）

患儿，女，11岁。会阴皮肤发红11年、漏尿1年。平时不用尿垫，每夜更换内裤至少2次，运动时未见漏尿。无尿频、尿急、尿痛和排尿困难，无便秘，无腰骶痛，双下肢功能正常。查体：会阴皮肤红，未见异常开口，外阴亦未见异常开口。咳嗽时见有少许液体从阴道口流出，肛门括约肌张力正常，球-海绵体反射存在，骶尾部未见异常，向膀胱内注入亚甲蓝后阴道内棉签不蓝染。

14. 诊断可能为（　）。
A. 压力性尿失禁
B. 急迫性尿失禁
C. 混合性尿失禁
D. 膀胱阴道瘘
E. 输尿管异位开口
F. 神经源性膀胱尿道功能障碍

15. 尿液分析结果正常，尿培养结果阴性，血电解质和肌酐正常。B超：左肾、左输尿管、膀胱未见异常，未见右肾。IVU：左肾显影良好，左肾、左输尿管未见扩张，膀胱轮廓光滑，形态大小正常；右肾、右输尿管未见显影。MRI：腰骶髓未见异常。膀胱尿道镜检未见异常。考虑的诊断是（　）。
A. 右肾缺如
B. 膀胱阴道瘘
C. 输尿管异位开口
D. 神经源性膀胱尿道功能障碍
E. 异位肾
F. 左肾缺如

16. 若CT提示盆腔有一实质性占位，直径约2cm。则诊断考虑为（　）。
A. 右肾缺如
B. 膀胱阴道瘘
C. 输尿管异位开口
D. 异位肾
E. 神经源性膀胱尿道功能障碍
F. 左肾缺如

17. 对患者应采取的治疗为（　）。
A. 观察1年
B. 观察2年
C. 口服盐酸米多君
D. 盆底训练
E. 电刺激
F. 盆腔探查

18. 该患儿经腹腔镜探查盆腔，并切除盆腔实质性占位，病理报告为肾脏。术后症状消失。本例的最后诊断是（　）。
A. 右肾缺如
B. 膀胱阴道瘘
C. 输尿管异位开口
D. 异位肾
E. 神经源性膀胱尿道功能障碍

F. 左肾缺如

(19~23 题共用题干)

患者，男性，31 岁。尿频、尿急、尿痛 1 年余，有时尿浑浊，服用多种抗生素治疗无效，尿液检查：脓细胞满视野，蛋白(++)。B 超提示右肾积水，输尿管探测不清楚。

19. 患者最可能的诊断为（　）。
A. 膀胱炎
B. 膀胱肿瘤
C. 膀胱结石
D. 泌尿系结核
E. 膀胱憩室

20. 对确诊最有价值的辅助检查是（　）。
A. 核素肾图
B. 膀胱镜检查
C. IVP 及尿结核杆菌检查
D. 尿路 B 超
E. MRI

21. 该患者在尿路造影中最可能出现的是（　）。
A. IVP 时肾实质显影时间延长
B. 癌体呈现大片软组织阴影或有钙化影
C. 肾盂有充盈缺损或部分肾盏呈现扩张
D. 肾盂边缘不整齐，如有虫蛀状或肾盏闭塞空洞
E. 肾盂造影所见呈不规则变形、狭窄、拉长

22. 对患者最适宜的治疗方法是（　）。
A. 抗结核药物治疗
B. 加强营养，卧床休息
C. 口服异烟肼 1 周手术治疗
D. 立即切除肾脏
E. 口服异烟肼、利福平、吡嗪酰胺 2 周后切除右侧肾脏

23. 如术后继续抗结核治疗，多次尿结核杆菌检查（-），尿常规：WBC 0~1 个/HP，但尿频反较术前明显，最可能的原因是（　）。
A. 膀胱挛缩
B. 精神性尿频
C. 尿路结核复发
D. 合并前列腺炎
E. 伴有慢性膀胱炎

(24~27 题共用题干)

患者，男性，38 岁。结婚 5 年未生育。发现阴囊肿胀、肿块 3 个月余，近 2 个月来有所增大。查体：双侧附睾尾均可扪及不规则硬结，与阴囊皮肤粘连，胸片示右肺陈旧性结核病灶。

24. 患者最可能的诊断为（　）。
A. 睾丸结核
B. 附睾结核
C. 附睾肿瘤
D. 慢性附睾炎
E. 附睾精液囊肿

25. 关于附睾结核的病理，以下叙述正确的是（　）。
A. 病理改变为结核肉芽肿、干酪样变、空洞形成和纤维化
B. 附睾病变常从头部开始，再向体、尾部扩展
C. 病变可蔓延至附睾外与阴囊粘连
D. 破溃形成窦道，并可蔓延至睾丸
E. 主要表现为附睾肿大形成坚硬的肿块，多数不痛或仅有轻微隐痛

26. 对患者不宜采用的检查或治疗是（ ）。

A. 正位 X 线胸片

B. 直肠指检

C. 尿常规检查

D. 附睾组织活检

E. 诊断性抗结核治疗

27. 对患者最有效的非手术治疗措施是（ ）。

A. 抗生素

B. 局部热敷

C. 理疗

D. 抗结核治疗

E. 加强营养、卧床休息

（28~31 题共用题干）

患者，男性，35 岁。工地施工人员，因骨盆被重物挤压伤入院。查体：BP 90/50mmHg，P 120 次/分，面色苍白，下腹部有压痛。Hb 110g/L。X 线示髂骨线性骨折。经补液治疗，生命体征平稳，但仍无尿，留置尿管仅有 50ml 尿液流出，淡红色。腹部膨胀，移动性浊音阳性。

28. 下列内脏损伤中，可能性最大的是（ ）。

A. 肾损伤

B. 膀胱损伤

C. 尿道损伤

D. 直肠损伤

E. 输尿管损伤

29. 以下关于膀胱损伤的叙述，不正确的是（ ）。

A. 通过导尿管注入生理盐水，如抽出液体量与注入的液体量不相同即可排除膀胱损伤

B. 膀胱破裂时，应尽快进行手术修补

C. 通过导尿管注入生理盐水，如抽出的液体量与注入的差异很大，则提示有膀胱破裂

D. 腹膜外膀胱破裂因无尿液漏入腹腔，一般不会引起腹痛

E. 膀胱破裂合并出血，不应早期进行手术，以免发生大出血并招致感染

30. 患者首先应进行的检查为（ ）。

A. CT

B. B 超

C. 膀胱造影

D. 尿道造影

E. 腹腔动脉造影

31. 以下治疗措施不正确的是（ ）。

A. 尿道修补术

B. 腹穿抽吸腹水治疗

C. 耻骨上膀胱造瘘术

D. 继续临床观察

E. 剖腹探查行膀胱修补术

（32~34 题共用题干）

患者，男性，51 岁。间歇性全程肉眼血尿伴有不规则血块及轻度膀胱刺激症状 2 年余。患病以来体重下降约 5kg。B 超示：膀胱左侧壁有一直径 5cm 占位病变，侵犯膀胱壁几乎达全层，左输尿管下段扩张。入院后查体：体温正常，脉搏 70 次/分，呼吸 18 次/分，血压 180/90mmHg。

32. 膀胱癌术前诊断和分期、术后复查的首选方法是（ ）。

A. 尿细胞学检查

B. 膀胱镜检查

C. 尿培养

D. 经腹超声检查

E. 尿路平片检查

33. 最适宜的治疗方法是（ ）。

A. 经尿道膀胱肿瘤电切术

B. 膀胱部分切除术

C. 经尿道激光切除术
D. 膀胱局部放疗
E. 膀胱内化疗药物灌注治疗

34. 膀胱癌患者的预后评估主要取决的因素为（　）。
A. 肿瘤大小
B. 病程长短
C. 肿瘤生长部位
D. 血尿严重程度
E. 临床分期及组织学类型

（35~38 题共用题干）

患者，男性，31 岁。结婚 2 年，未采取避孕措施，有规律性生活，但一直不育。查体：身高 172cm，体重 85kg，偏胖，皮肤白皙，无胡须，有喉结，未查染色体，幼时曾患腮腺炎，偶有睾丸痛，无遗传病家族史和近婚史，中医药治疗 1 年症状无改善。在某三甲综合医院行精液检查，诊断为无精子症，超声检查示精索静脉曲张Ⅱ°，睾丸体积左侧 8. 0ml，右侧 7. 5ml。

35. 该患者需要进一步完善的具有重要诊断价值的检查是（　）。
A. 复查精液
B. 性激素检查
C. 肾功能检查
D. 生殖系统 B 超
E. 染色体检查
F. 睾丸穿刺活检

36. 该患者精液检查确认为无精症，染色体检查为 46XY。性激素检查：促卵泡激素（FSH）24. 35U/L，黄体生成素（LH）21. 19U/L，雄激素（TES）1. 02μg/L，雌激素（$E_2$）54. 5pmol/L。睾丸穿刺活检提示生精上皮发育不良。患者目前的诊断是（　）。
A. 无精症
B. 低促性性腺功能减退
C. 高促性性腺功能减退
D. 附睾炎
E. Klinefelter 征
F. 慢性睾丸炎

37. 该患者根据上述检查结果已经明确诊断为非梗阻性无精症，下列属于其发病危险因素的有（　）。
A. 先天性睾丸发育不良
B. 腮腺炎病史
C. 尿道炎病史
D. 睾丸炎病史
E. 隐睾及其手术史
F. 棉籽油食用史

38. 该患者生育欲望强烈，进一步的治疗措施是（　）。
A. 中药治疗
B. 睾丸显微取精辅助生育
C. 抗炎治疗
D. 雄性激素补充疗法
E. hCG
F. 人类精子库精子辅助生育

（39~45 题共用题干）

患者，男性，60 岁。农民。因头晕、乏力 3 个月，加重 1 个月，伴有恶心、呕吐来诊。患者 5 年前曾有双侧腰部疼痛病史，未进行治疗。查体：体温 37. 6℃，脉搏 80 次/分，血压 170/100mmHg。口唇和球结膜苍白，眼睑水肿，腹部移动性浊音阳性，右肾区轻度叩击痛，双下肢轻度可凹性水肿。

39. 首先应该进行的检查有（　）。
A. 血常规
B. 尿常规
C. 便常规 + 潜血

D. 血生化检测肝、肾功能检测
E. 血电解质检测
F. 凝血全项检测
G. 血前列腺特异抗原（PSA）检测
H. 血、尿淀粉酶检测
I. 腹部 B 超

40. 患者进行血液检查时，与代谢因素有关的检查项目有血（　）。
A. 钙
B. 磷
C. 钾
D. 氯
E. 尿酸
F. 清蛋白

41. 血常规提示中度贫血，尿常规检测可见较多白细胞，血钾 5.9mmol/L，血肌酐 890μmol/L。泌尿系 B 超：双肾盂多发结石，伴双肾盂重度积水，双侧肾盂、输尿管连接部结石。将该患者收入病房，需立即选择的处理措施有（　）。
A. 静脉滴注高营养液，输入液体维持量 2500ml
B. 静脉输血或血浆
C. 静脉应用广谱抗生素
D. 应用利尿剂
E. 双侧输尿管逆行插管
F. 行双侧肾盂穿刺造瘘术
G. 急诊血液透析
H. 留置导尿管
I. 急诊行双侧肾盂、输尿管切开取石术 + 肾盂造瘘术

42. 入院当天为患者进行了双侧肾盂穿刺造瘘等处理。3 天后患者病情明显好转，血钾恢复正常，血肌酐降至 400μmol/L。该患者进一步需要的检查有（　）。
A. 腹部泌尿系 X 线平片（IVP）
B. 逆行尿路造影
C. 顺行尿路造影
D. CT 尿路造影（CTU）
E. 磁共振尿路水成像（MRU）
F. 放射性核素肾图
G. 肾脏核素扫描
H. 肾动脉造影

43. 经全体医师讨论，决定为患者先行一侧经皮肾镜碎石、取石术。应该先处理的是（　）。
A. 右侧肾
B. 左侧肾
C. 肾功能相对较好的一侧
D. 肾功能相对较差的一侧
E. 肾盂结石较多的一侧
F. 肾盂结石较少的一侧
G. 输尿管结石较大的一侧
H. 输尿管结石较小的一侧

44. 首先对患者进行双侧逆行输尿管插管，术中导管进入 20cm 时受阻，不能置入到肾盂，因此选择了双侧肾盂穿刺造瘘术，以引流肾盂缓解梗阻。下列检查能直接辅助判断两侧肾功能情况的有（　）。
A. 肾盂压力测定
B. 肾盂尿的渗透压
C. 肾盂尿的 pH 值
D. 肾盂尿的引流量
E. 顺行尿路造影
F. 泌尿系 CT 平扫
G. MRU
H. 肾脏核素扫描
I. 肾动脉造影

45. 出现下列哪几种情况说明肾脏功能状态较好（　）。
A. 肾盂压力较高
B. 肾盂压力较低
C. 肾盂引流的尿液渗透压较高
D. 肾盂引流的尿液渗透压较低
E. 肾盂引流的尿液 pH 值高
F. 肾盂引流的尿液 pH 值低
G. 肾盂引流的尿液颜色透明
H. 肾盂引流的尿液颜色淡黄
I. 肾盂引流的尿液比重高
J. 肾盂引流的尿液比重低

# 参考答案

## 一、单选题

| | | | | | | | | | |
|---|---|---|---|---|---|---|---|---|---|
| 1. B | 2. A | 3. D | 4. C | 5. E | 6. A | 7. E | 8. C | 9. E | 10. D |
| 11. A | 12. B | 13. B | 14. B | 15. B | 16. A | 17. B | 18. B | 19. A | 20. D |
| 21. E | 22. D | 23. B | 24. A | 25. B | 26. C | 27. D | 28. E | 29. B | 30. E |
| 31. B | 32. C | 33. B | 34. E | 35. A | | | | | |

## 二、多选题

| | | | | |
|---|---|---|---|---|
| 1. ABCD | 2. CD | 3. ABCD | 4. BC | 5. CDE |
| 6. ABCD | 7. ABC | 8. ABCDE | 9. ABCDE | 10. ABDE |
| 11. AB | 12. ABD | 13. ACDE | 14. ABCDE | 15. ABCD |
| 16. ACDE | 17. AB | 18. BCDE | 19. ABCDE | 20. ACE |

## 三、案例分析题

| | | | | |
|---|---|---|---|---|
| 1. A | 2. ABCE | 3. ABCD | 4. A | 5. ABCD |
| 6. D | 7. D | 8. ABDE | 9. A | 10. BCDEF |
| 11. B | 12. BF | 13. ABCEF | 14. E | 15. ACE |
| 16. D | 17. F | 18. CD | 19. D | 20. C |
| 21. D | 22. E | 23. A | 24. B | 25. ACDE |
| 26. D | 27. D | 28. B | 29. ABDE | 30. C |
| 31. ABCD | 32. D | 33. B | 34. E | 35. ABEF |
| 36. AC | 37. ABDEF | 38. BDF | 39. ABCDEI | 40. ABCDEF |
| 41. CDEF | 42. BCEG | 43. C | 44. ABCDFGH | 45. ACFHI |

# 高级卫生专业技术资格考试用书
# 泌尿外科学模拟试卷（五）

中国协和医科大学出版社
北　京

# 模拟试卷（五）

## 一、单选题（以下每道考题有 5 个备选答案，请选择 1 个最佳答案）

1. 血尿者尿中如有条状血块，提示血尿来源于（　）。
   A. 输尿管及其以上部位
   B. 尿道及其以上部位
   C. 膀胱颈及其以上部位
   D. 尿道前列腺部
   E. 精囊腺

2. 肾细胞癌组织学亚型分类中预后最差的是（　）。
   A. 肾透明细胞癌
   B. 肾乳头状腺癌
   C. 肾嫌色细胞癌
   D. Bellini 集合管癌
   E. 肾髓样癌

3. 产生尿素酶的细菌为（　）。
   A. 变形杆菌
   B. 大肠埃希菌
   C. 肺炎链球菌
   D. 沙门杆菌
   E. 衣原体

4. 腹膜透析的适应证不包括（　）。
   A. 建立血管通路行血流透析有困难者
   B. 严重出血性疾病，不适宜用肝素抗凝者
   C. 急性出血性胰腺炎，无论有无肾衰竭者
   D. 糖尿病肾病伴有严重视网膜病变者
   E. 恶病质、蛋白质营养不良者

5. 细菌分泌尿素酶将尿素水解为（　）。
   A. 尿酸
   B. 氨
   C. 二氧化碳
   D. 一氧化碳
   E. 氨和二氧化碳

6. 对海绵体内注射血管活性药物反应最好的是（　）。
   A. 神经性 ED
   B. 轻度血管性 ED
   C. 重度血管性 ED
   D. 放疗后 ED
   E. 继发于阴茎异常勃起的 ED

7. 患者，女性，50 岁。下蹲或腹部用力时，出现不由自主地流尿。诊断可初步考虑为（　）。
   A. 充盈性尿失禁
   B. 急迫性尿失禁
   C. 反射性尿失禁
   D. 真性尿失禁
   E. 压力性尿失禁

8. 在正常胚胎发育过程中，睾丸降入阴囊的时间是（　）。
   A. 妊娠 7 个月
   B. 妊娠 8 个月
   C. 妊娠 9 个月
   D. 妊娠 10 个月
   E. 妊娠 11 个月

9. 关于阴茎的叙述，错误的是（　）。
A. 由两个阴茎海绵体和一个尿道海绵体构成
B. 可分为根、体和头 3 部分
C. 体为活动部，根为固定部
D. 头前端中央有冠状位的尿道外口
E. 皮肤薄而柔软，富有色素

10. 肾结核的病理特点不包括（　）。
A. 干酪样脓肿
B. 空洞性溃疡
C. 脓肾
D. 钙化形成肾结石
E. "肾自截"或"自家肾切除"

11. 精原细胞瘤的亚型中预后最好的是（　）。
A. 典型精原细胞瘤
B. 间变型精原细胞瘤
C. 精母细胞性精原细胞瘤
D. 干细胞性精原细胞瘤
E. 间质性精原细胞瘤

12. 阴囊内的肿块以（　）最常见。
A. 睾丸鞘膜积液
B. 精索鞘膜积液
C. 交通性鞘膜积液
D. 精索静脉曲张
E. 斜疝

13. 病变部位主要在肾脏，而临床表现却在膀胱的泌尿系疾病是（　）。
A. 肾结石
B. 肾癌
C. 肾盂癌
D. 肾结核
E. 肾积水

14. 关于输尿管损伤的治疗，下列叙述不正确的是（　）。
A. 24 小时内确诊者尽可能一期修复
B. 伤后超过 24 小时者置输尿管支架后一期修复
C. 输尿管中上段损伤者可行端端吻合术
D. 输尿管破裂者行破裂修补术
E. 输尿管下段损伤者可行输尿管膀胱吻合或输尿管膀胱壁瓣吻合术

15. 尿道损伤的并发症及后遗症不包括（　）。
A. 出血性休克
B. 感染
C. 尿道狭窄、尿失禁
D. 尿频、尿急、尿痛
E. 勃起功能障碍

16. 腹膜外型膀胱破裂区别于后尿道断裂的是（　）。
A. 休克
B. 骨盆骨折
C. 排尿困难
D. 尿道口流出少量血性尿液
E. 导尿管易插入膀胱，造影剂漏至膀胱外盆腔内

17. 关于阴囊损伤的治疗，不正确的叙述是（　）。
A. 单纯挫伤行血肿保守治疗，血肿明显者切开引流
B. 开放伤行彻底清创，如缺损过大，可阴囊皮肤游离原位植皮，重建阴囊
C. 鞘膜积血较多者应用提睾带，局部理疗
D. 睾丸破裂者无论积血多少，均应切开、修补睾丸

E. 外伤性睾丸炎或睾丸萎缩，疼痛严重者可行睾丸摘除术

18. 患者，男性，25 岁。骑自行车摔伤右腰部，伤后腰部疼痛，无肉眼血尿。查体：脉搏、血压正常。右腰部叩击痛明显，未触及包块。尿常规：显微镜下红细胞充满视野。首先要考虑的诊断是（ ）。
A. 轻度肾挫裂伤
B. 轻度肾挫伤
C. 中度肾挫裂伤
D. 肾血管损伤
E. 输尿管损伤

19. 能有意识地控制排尿，且是男性尿道最狭窄的部位是（ ）。
A. 尿道外口
B. 尿道膜部
C. 尿道海绵体部
D. 尿道内口
E. 尿道前列腺部

20. 关于男性生殖系统结核，叙述错误的是（ ）。
A. 男性肾结核患者中 50%~70% 合并生殖系统结核
B. 含有结核杆菌的尿液可以进入生殖系统致病
C. 男性生殖系统结核也可以经血行直接播散引起
D. 输精管结核病变时，输精管粗硬并呈“串珠”样改变
E. 病变主要从前列腺、精囊开始，故临床上表现最明显的是前列腺和精囊结核

21. 关于肾碎裂伤的临床特点，以下叙述不正确的是（ ）。
A. 约占肾损伤的 3%
B. 肾实质有多处裂伤，肾实质破碎成多块
C. 尿血反而不明显
D. 有严重的肾周血肿及尿外渗
E. 需紧急手术治疗

22. 后尿道损伤的病理分期中，炎症期的全身病理生理变化以（ ）为主。
A. 出血
B. 创伤性休克
C. 中毒和感染
D. 纤维组织增生
E. 瘢痕形成

23. 膀胱外翻的治疗中，尿道生殖器修复术二期手术的施行时间为（ ）。
A. 出生后 72 小时内
B. 1~1.5 岁
C. 1.5~3 岁
D. 3~5 岁
E. 5~10 岁

24. 男性原发性尿道癌中最多见的类型是（ ）。
A. 鳞状细胞癌
B. 移行细胞癌
C. 腺癌
D. 未分化癌
E. 淋巴癌

25. 下列哪种神经源性膀胱功能障碍最容易引起肾积水（ ）。
A. 膀胱感觉功能减退
B. 逼尿肌收缩力弱
C. 逼尿肌过度活动
D. 逼尿肌无收缩力

E. 低顺应性膀胱

26. 神经源性膀胱患者及疑有低顺应性膀胱者的膀胱灌注速度为（　）。
A. 10~20ml/min
B. 20~30ml/min
C. 30~40ml/min
D. 50~100ml/min
E. >100ml/min

27. 关于泌尿系统检查，以下叙述错误的是（　）。
A. 排尽尿后立即插导尿管可以测残余尿
B. 尿中膀胱肿瘤抗原阳性，提示有上皮性肿瘤存在可能
C. 膀胱炎症是膀胱镜检查的禁忌证
D. 尿细胞学检查在膀胱原位癌阳性率高，常用于作为筛选手段
E. 尿道狭窄行尿道扩张时，应从最细的探条开始

28. 初始血尿提示病变部位多在（　）。
A. 输尿管上段
B. 后尿道及膀胱顶部
C. 尿道及膀胱颈部
D. 肾脏
E. 输尿管下段

29. 患者，女性，24岁。根据所示图像，最可能诊断为（　）。

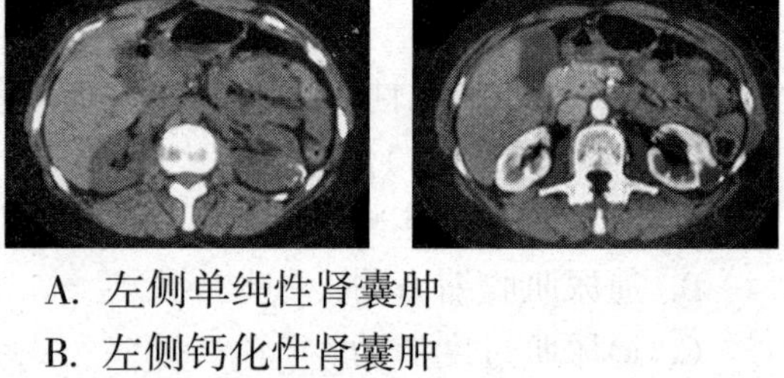

A. 左侧单纯性肾囊肿
B. 左侧钙化性肾囊肿
C. 左侧肾包虫囊肿
D. 左侧囊性肾癌
E. 左侧肾盂旁囊肿

30. 关于肾癌与肾盂移行细胞癌的鉴别诊断，叙述不正确的是（　）。
A. CT上肾癌典型的多血管在无坏死和囊性变时，比肾盂癌增强更明显
B. 肾盂癌一般位于肾中部，可向肾实质内侵袭，而肾癌往往位于肾外周，向内侵袭肾窦
C. 肾盂癌尿细胞学检查一般为阴性，而肾癌检查可能阳性，病变局限于肾
D. 肾盂癌早期即有肉眼可见血尿，而肾癌必须肿瘤侵犯肾盂、肾盏以后才见血尿
E. 肾癌的诊断主要依靠CT，而肾盂癌诊断依靠排泄性或逆行泌尿系造影

31. 常染色体显性遗传型多囊肝、多囊肾的临床表现很少出现（　）。
A. 尿路感染
B. 高血压
C. 肉眼血尿
D. 贫血
E. 肝功能衰竭

32. 尸体供肾冷藏的保存温度是（　）。
A. −20℃以下
B. 0℃以下
C. 4℃
D. 5~10℃
E. 常温保存

33. 目前对肾盂鹿角状结石的最佳治疗方法是（　）。
A. ESWL

B. 经皮肾镜取石术
C. ESWL + 经皮肾镜取石术
D. 经肾盂切开取石术
E. 患肾切除术

34. 泌尿系感染最常见的病原菌是（　）。
A. 革兰阳性杆菌
B. 革兰阴性球菌
C. 革兰阳性球菌
D. 革兰阴性杆菌
E. 真菌

35. 诊断急性淋菌性尿道炎最常用而且快捷、有效的实验室检查方法是（　）。
A. 血常规检查发现白细胞增多
B. 尿常规检查发现白细胞增多
C. 尿道分泌物涂片检查可见白细胞内革兰阴性双球菌
D. 中段尿培养出淋球菌
E. 尿道分泌物培养出淋球菌

## 二、多选题（以下每道考题有5个备选答案，每题至少有2个正确答案）

1. 尿路结石引起的病理生理改变有（　）。
A. 梗阻
B. 感染
C. 对侧肾积水
D. 恶性变
E. 直接损伤

2. 下列可列为肾损伤常规检查的有（　）。
A. 肾动脉造影或选择性肾动脉造影
B. 腹部X线平片
C. B超检查
D. CT检查
E. 大剂量静脉肾盂造影

3. 下列睾丸肿瘤病理类型中，属于生殖细胞肿瘤的是（　）。
A. 精原细胞瘤
B. 非精原细胞瘤
C. 睾丸间质细胞瘤
D. 睾丸支持细胞瘤
E. 睾丸性腺胚胎细胞瘤

4. 在尿流率测定的各项参数中，排尿期主要参数包括（　）。
A. 最大尿流率
B. 逼尿肌开口压力
C. 膀胱开口压力
D. 最大尿流率时逼尿肌压力
E. 最大逼尿肌压力

5. 关于肾损伤的叙述不正确的是（　）。
A. 开放性较闭合性多见
B. 闭合性较开放性多见
C. 血尿的程度与肾损伤的程度成正比
D. 血尿的程度与肾周围血肿的程度成反比
E. 多采取手术治疗

6. 以下药物或术式属于去势治疗的有（　）。
A. 双侧睾丸切除术
B. 醋酸甲地孕酮
C. 曲普瑞林
D. 己烯雌酚
E. 比卡鲁胺

7. 患者，女性，45岁。行ESWL，分析结石成分为尿酸结石，为防止结石复发，出院医嘱应包括（　）。
A. 碱化尿液

B. 少饮牛奶
C. 少食食盐
D. 多吃动物蛋白少吃蔬菜
E. 多吃蔬菜少吃动物蛋白

8. 可引起甲状旁腺激素（PTH）升高的疾病有（ ）。
A. 甲状旁腺功能亢进
B. 单纯性甲状腺肿
C. 甲状旁腺癌
D. 甲状旁腺功能低下
E. 暴发性流行性脑脊髓膜炎

9. 关于间质性膀胱炎，以下叙述正确的有（ ）。
A. 是一种慢性细菌性膀胱炎症
B. 常发生于中年女性
C. 特点是膀胱壁纤维化，并伴有膀胱容量减少
D. 表现为痛性膀胱疾病，症状多持续1年以上
E. 病变累及膀胱全层，黏膜肿胀、充血并可发生裂隙或溃疡

10. 良性前列腺增生（BPH）为一种缓慢进展的前列腺良性疾病，其临床进展的危险因素包括（ ）。
A. 前列腺体积
B. 血清前列腺特异抗原（PSA）
C. 前列腺慢性炎症
D. 代谢综合征
E. 残余尿量

11. 先天性肾位置异常可位于（ ）。
A. 腰骶部
B. 盆腔
C. 胸腔
D. 对侧
E. 腹部

12. 活体供肾者的排除标准有（ ）。
A. 尿蛋白 >250mg/24h
B. 肾小球滤过率 <80ml/min
C. 血压 >140/90mmHg
D. 心理障碍者
E. 体重超过标准体重的30%

13. 肾动脉造影的意义有（ ）。
A. 用于栓塞治疗
B. 用于诊断
C. 腔内血管扩张
D. 用于明确肾脏的功能
E. 用于明确肿瘤的范围

14. 关于腹膜透析，叙述正确的有（ ）。
A. 腹膜透析对小分子物质的清除弱于血液透析
B. 腹膜透析对大分子物质的清除强于血液透析
C. 腹膜透析对小分子物质的清除强于血液透析
D. 严重肺部病变是腹膜透析的禁忌证
E. 持续性不卧床腹膜透析（CAPD）是目前最常应用的腹膜透析方式

15. 膀胱结石的治疗原则有（ ）。
A. 镇痛治疗
B. 取出结石
C. 保守治疗
D. 去除结石形成的病因
E. 同时处理上尿路梗阻性病变

16. 诊断是否有尿道损伤常用的检查是（ ）。
A. 直肠指检
B. 诊断性导尿

C. 尿道造影
D. 骨盆 X 线摄片
E. 膀胱尿道镜检查

17. 女性后天性憩室的形成原因为（ ）。
A. 中肾导管未闭与尿道穿通
B. 尿道腺感染扩张
C. 尿道旁腺感染扩张
D. 梗阻和产伤所致尿道损伤
E. 癌肿、膀胱炎

18. 随着保留肾单位手术在临床中广泛应用，冷冻治疗越来越被大家提倡。冷冻治疗的并发症有（ ）。
A. 尿瘘形成
B. 术中出血
C. 集合系统损伤
D. 肠道损伤
E. 肝损害

19. 嗜铬细胞瘤具有的特性有（ ）。
A. 大小悬殊
B. 内部回声复杂
C. 内部回声均匀
D. 位置不定
E. 位置固定

20. 肾移植慢性排斥反应发生的因素包括（ ）。
A. 供肾来源
B. 急性排斥发生的时间和次数
C. 术后感染
D. 缺血性肾损伤
E. 免疫抑制不适当和不遵医嘱用药

## 三、案例分析题（每个案例至少有 3 个提问，每个提问有多个备选答案，其中正确答案有 1 个或几个）

（1~4 题共用题干）

患者，男性，32 岁。因婚后 2 年不育来诊。查体：左侧睾丸约 14ml，右侧 15ml。2 次精液检测（离心后沉渣镜检）：无精子，精浆果糖检测（+）。

1. 最有意义的检查是（ ）。
A. 血清黄体生成素（LH）
B. 血清卵泡刺激素（FSH）
C. 血清泌乳素（PRL）
D. 血清总睾酮和游离睾酮
E. 精浆 α-葡萄糖苷酶

2. 最有诊断价值的检查是（ ）。
A. 垂体 MRI
B. 血清性激素检测
C. 睾丸活检
D. 输精管造影
E. 染色体检测

3. 患者无精子症最可能的原因或诊断是（ ）。
A. Kallmann 综合征
B. 克氏综合征
C. 梗阻性无精子症
D. 唯支持细胞综合征
E. Noonan 综合征

4. 睾丸活检的主要目的是排除（ ）。
A. Kallmann 综合征
B. 克氏综合征
C. 睾丸生精阻滞
D. 唯支持细胞综合征
E. Noonan 综合征

(5~11 题共用题干)

患者，男性，21 岁。学生，在学校踢球后出现右侧阴囊疼痛不适，局部红肿，在当地医院行抗炎治疗后无明显好转，3 小时前疼痛加重，转入院。查体：右侧睾丸明显肿胀，触痛明显，托起阴囊后疼痛无明显减轻，反而加重。诊断为睾丸扭转。

5. 一侧睾丸扭转对对侧睾丸损害的机制有（　）。
   A. 睾丸复位后缺血再灌注损伤
   B. 睾丸间交感神经-血管反射
   C. 免疫因素
   D. 内分泌因素
   E. 一侧睾丸扭转时间较长
   F. 氧自由基损伤

6. 该患者进一步最佳的治疗方式是（　）。
   A. 手法复位
   B. 手术探查
   C. 睾丸切除术
   D. 一侧睾丸切除术 + 对侧睾丸固定术
   E. 观察
   F. 睾丸固定术

7. 对该患者行手术探查，术中判断睾丸是否坏死的方法有（　）。
   A. 术中观察睾丸是否呈黑紫肿胀
   B. 睾丸扭转不超过 360°
   C. 楔形切取深达髓质的睾丸组织送病理检查
   D. 温盐水纱布湿敷，睾丸创面 10 分钟内出现动脉渗血
   E. 温盐水纱布湿敷 10~15 分钟
   F. 术中行睾丸超声检查，可观察其是否有血流

8. 患者的治疗原则是（　）。
   A. 尽早解除睾丸扭转，挽救睾丸
   B. 尽快行手法复位
   C. 尽快行手术探查
   D. 尽快行睾丸切除术
   E. 尽快行固定术
   F. 等待观察

9. 若该患者发生睾丸扭转在 5 小时内行手法复位，其有效的标志是（　）。
   A. 睾丸血流恢复正常
   B. 睾丸位置下降
   C. 睾丸肿胀减轻
   D. 睾丸疼痛减轻
   E. 睾丸不再自动转回以前的位置
   F. 睾丸位置恢复正常

10. 该患者不愿意行睾丸切除术，因其术后可能的并发症有（　）。
   A. 影响对侧睾丸生精能力
   B. 患侧睾丸恶变
   C. 患侧睾丸萎缩
   D. 引起自身免疫性疾病
   E. 对侧睾丸代偿性增大
   F. 男性不育

11. 睾丸扭转影响生育的可能原因有（　）。
   A. 睾丸扭转后造成的内分泌障碍可能会影响睾丸的生精功能
   B. 有毒物质的聚集
   C. 缺血再灌注损伤
   D. 抗原物质释放引起的自身免疫反应
   E. 免疫因素
   F. 以上均正确

(12~18 题共用题干)

患者，女性，36 岁。因子宫内膜癌于 1 周前行子宫癌根治性切除术。术中出血量较多，术后阴道不间断地流出清亮液体，每日 600~800ml。术中留置尿管，尿管引流尿

液清亮，每日尿量800~1200ml。

12. 目前患者最可能的诊断是（  ）。
   A. 肾损伤
   B. 输尿管损伤
   C. 膀胱损伤
   D. 前尿道损伤
   E. 后尿道损伤
   F. 阴道损伤

13. 患者阴道渗出物最可能为（  ）。
   A. 血浆引流液
   B. 淋巴液
   C. 尿液
   D. 阴道分泌物
   E. 癌性分泌液
   F. 肠道分泌物

14. 本例输尿管损伤的最可能原因是（  ）。
   A. 开放性损伤
   B. 闭合性损伤
   C. 医源性损伤
   D. 放射性损伤
   E. 自发性破裂
   F. 以上均不正确

15. 输尿管损伤好发于（  ）。
   A. 子宫癌根治术后
   B. 直肠癌根治术后
   C. 骨盆骨折后
   D. 腹部放疗后
   E. 输尿管镜检查术后
   F. 腹膜后巨大肿瘤切除术后

16. 子宫癌根治术后发生的输尿管损伤多位于（  ）。
   A. 输尿管膀胱壁内段
   B. 输尿管入盆腔处
   C. 输尿管盆腔段
   D. 肾盂输尿管交界处
   E. 输尿管腰段
   F. 输尿管上段

17. 患者行膀胱镜检：膀胱尿道黏膜未见损伤，双侧输尿管开口清晰，左侧输尿管开口未见喷尿，右侧输尿管开口可见喷尿，左侧输尿管插管3cm后置入困难。行左侧逆行肾盂造影，提示输尿管插管段上方未见显影，输尿管插管段输尿管显影清晰，考虑为左侧输尿管盆腔段梗阻所致。为明确诊断，可选择的检查方法有（  ）。
   A. 输尿管镜检
   B. 逆行肾造影
   C. 腹部CT
   D. CT输尿管成像
   E. 利尿肾图
   F. 剖腹探查

18. 下列治疗方案正确的有（  ）。
   A. 行剖腹探查术
   B. 一期行输尿管端端吻合术
   C. 行肾造瘘术
   D. 控制感染
   E. 行输尿管端端吻合术并留置输尿管支架管
   F. 二期行输尿管成形术

（19~21题共用题干）

患者，男性，21岁。左腰部被刺后伤口持续溢出淡红色液体。查体：血压90/70mmHg，脉搏120次/分，左上腹有压痛，无肌紧张及反跳痛。

19. 诊断首先应考虑为（  ）。
   A. 肾损伤
   B. 胃穿孔
   C. 脾破裂

D. 肠破裂
E. 胰腺损伤

20. 为明确诊断应进行的检查为（　）。
A. 钡餐造影
B. 排泄性尿路造影
C. 腹腔穿刺
D. 钡剂灌肠
E. 伤口溢出液淀粉酶测定

21. 对患者的处理原则应为（　）。
A. 立即手术探查
B. 非手术治疗
C. 出现肉眼血尿时手术探查
D. 再次出现休克时手术探查
E. 出现腹膜炎时手术探查

（22～29 题共用题干）

患者，女性，30 岁。反复头痛、四肢发麻 2 年。查体：T 36.6℃，P 80 次/分，R 22 次/分，BP 150/90mmHg。无满月脸及向心性肥胖。血脂和肝功能正常。

22. 血压升高的最可能原因为（　）。
A. 原发性高血压
B. 嗜铬细胞瘤
C. 皮质醇症
D. 脑垂体肿瘤
E. 神经症
F. 原发性醛固酮增多症
G. 动脉粥样硬化
H. 多发性动脉炎

23. 应初步进行的实验室检查有（　）。
A. 尿液分析
B. 血电解质
C. 螺内酯试验
D. 血浆 ACTH 测定
E. 24 小时尿 VMA（香草扁桃酸）测定
F. 组胺激发试验
G. 冰水试验
H. 糖耐量试验

24. 尿液分析结果正常。血电解质：$Na^+$ 145mmol/L，$Cl^-$ 100mmol/L，$K^+$ 3.0mmol/L，$Ca^{2+}$ 2.2mmol/L，$HCO_3^-$ 30mmol/L。应进一步进行的实验室检查有（　）。
A. 血浆醛固酮
B. 24 小时尿钾
C. 醛固酮抑制试验
D. 血浆肾素活性
E. 唾液钠钾比值
F. 小剂量地塞米松试验
G. 大剂量地塞米松试验
H. 24 小时尿内儿茶酚胺含量

25. 24 小时尿钾 38mmol/L。卧位血浆醛固酮比正常值高 3 倍，立位血浆醛固酮轻微降低。站立位血浆肾素活性 1.5mol/L。患者可能诊断为（　）。
A. 原发性高血压
B. 继发性醛固酮增多症
C. 肾上腺皮质腺瘤
D. 肾上腺皮质腺癌
E. 原发性肾上腺皮质增生
F. 特发性肾上腺皮质增生
G. 糖皮质激素可抑制的原醛症
H. 肾上腺外分泌醛固酮的肿瘤

26. 为了进一步明确诊断，首选的影像学检查为（　）。
A. 肾上腺 B 超
B. 肾上腺 CT
C. 肾上腺 MRI
D. $^{131}$I-19-碘-胆固醇肾上腺核素显像
E. 腹膜后充气造影
F. 肾上腺彩色超声检查

27. CT 提示左肾上腺有一直径 1cm 的圆形占位，边界清，密度均匀，CT 值 16HU。应考虑的诊断为（　）。
A. 左肾上腺皮质腺瘤
B. 左肾上腺皮质腺癌
C. 左肾上腺皮质结节状增生
D. 特发性左肾上腺皮质增生
E. 左肾上腺髓质腺瘤
F. 以上都不是

28. 患者可采取的治疗方案有（　）。
A. 保守治疗
B. 左肾上腺切除术
C. 左肾上腺大部分切除术
D. 左肾上腺肿瘤切除术
E. 左肾上腺切除 + 右肾上腺大部分切除术
F. 左肾上腺切除 + 左肾切除术

29. 患者拟行左肾上腺切除术。术前应进行的准备有（　）。
A. 螺内酯 120~480mg/d，2~6w
B. 螺内酯 40~80mg/d，2~6w
C. 口服补钾
D. 依那普利 10mg/d 或硝苯地平 10mg tid
E. 呋塞米 20mg tid
F. 口服双氯苯二氯乙烷（米托坦）
G. 泼尼松 5mg tid

（30~38 题共用题干）

患者，男性，33 岁。阴囊左侧隐痛 3 个月。查体：阴囊皮肤无红肿，左睾丸增大，约 8cm×7cm×5cm 大小，质地硬，不光滑，无压痛，透光试验（-）；左附睾边界不清，无压痛。右睾丸附睾未见异常。阴囊双侧未扪及曲张静脉。

30. 可能性最大的诊断是（　）。
A. 左睾丸肿瘤
B. 左附睾肿瘤
C. 阴囊肿瘤
D. 左附睾睾丸结核
E. 慢性左睾丸附睾炎
F. 感染性左睾丸鞘膜积液

31. 为了明确诊断，首选的检查为（　）。
A. 阴囊超声
B. 左睾丸穿刺活检
C. 左附睾穿刺活检
D. 开放性左附睾活检术
E. 开放性左睾丸活检术
F. 左睾丸附睾切除送病理检查

32. 超声示：左睾丸肿物，呈弥漫性低回声，内部及周边血流改变呈分支状。以下哪些检查对诊断、分期和预后有意义（　）。
A. 癌胚抗原
B. LDH
C. AFP
D. β-hCG
E. PSA
F. 睾酮
G. 雌二醇

33. 血 AFP 升高可见于哪些睾丸肿瘤（　）。
A. 精原细胞瘤
B. 绒毛膜上皮癌
C. 卵黄囊肿瘤
D. 混合性生殖细胞瘤
E. 神经内分泌癌
F. 胚胎瘤
G. 胚胎癌

34. 可直接而准确地测定睾丸的大小、形态及有无转移的检查手段是（　）。
A. CT 及 MRI 检查

B. 静脉肾盂造影（IVU）
C. B超检查
D. 放射性核素骨扫描
E. PET检查
F. 胸部X线检查

35. 可检查腹膜后、盆腔及其他器官有无转移的检查手段是（　）。
A. CT及MRI检查
B. 静脉肾盂造影（IVU）
C. B超检查
D. 放射性核素骨扫描
E. PET检查
F. 胸部X线检查

36. 经详细的体格检查和辅助检查未发现肿瘤转移，拟行左睾丸切除术。以下最佳的治疗方案是（　）。
A. 手术前先化疗
B. 手术前先放疗
C. 手术前先化疗+放疗
D. 单纯性左睾丸切除术
E. 直接行根治性左睾丸切除术
F. 手术时先在腹股沟管内环水平阻断精索血管，作睾丸活检确定恶性肿瘤后再行根治性左睾丸切除术

37. 术后病理报告为左睾丸精原细胞瘤，肿瘤侵及白膜，但未侵及血管和淋巴结。该患者睾丸瘤的分期是（　）。
A. $T_1N_0M_0$
B. $T_{2a}N_0M_0$
C. $T_{2b}N_0M_0$
D. $T_3N_0M_0$
E. $T_4N_0M_0$
F. $T_4N_1M_0$

38. 行根治性左睾丸切除术后，该患者进一步的治疗有（　）。
A. 腹膜后淋巴结清扫术
B. 放疗
C. 预防性化疗
D. 免疫治疗
E. 密切观察
F. 以上都是

（39~42题共用题干）

患者，男性，36岁。进行性排尿、排便困难3年。泌尿系统B超提示膀胱形态改变呈长圆形，三角区可见广泛黏膜增厚，双肾积水。静脉肾盂造影（IVP）如下图所示。泌尿系统增强CT提示双肾积水，双侧上段及中段输尿管扩张，膀胱成长筒型，三角区黏膜增厚。

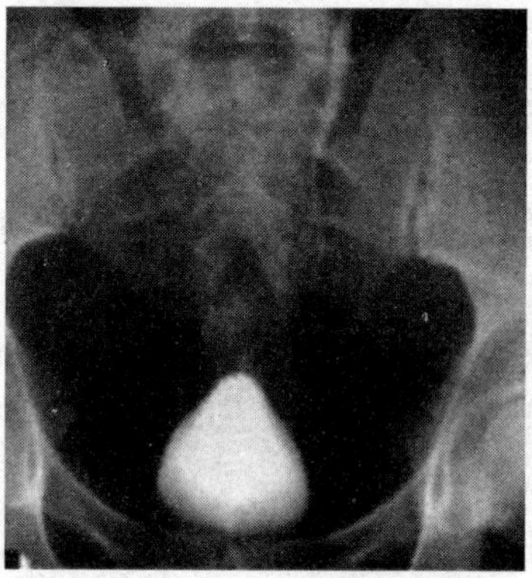

39. 有助于进一步明确诊断的检查有（　）。
A. 盆腔MRI
B. 尿动力学检查
C. 输尿管镜检
D. 膀胱镜检
E. 尿细胞学分析
F. 前列腺特异抗原（PSA）

40. 该患者MRI及尿动力学检查考虑为盆腔脂肪增多症。当患者行膀胱镜检时，可能会出现的异常发现有（　）。
A. 后尿道延长
B. 膀胱变形成桶状

C. 膀胱颈抬高
D. 三角区腺性膀胱炎
E. 膀胱直肠瘘
F. 前尿道狭窄

41. 该病常累及的输尿管部位为（ ）。
A. 下段
B. 中段
C. 上段
D. 全程
E. 中上段
F. 肾盂输尿管连接部

42. 对该患者合理的外科处理包括（ ）。
A. 留置双侧输尿管支架（D-J 管）
B. 肾造瘘术
C. 输尿管膀胱再植术
D. 膀胱全切输尿管皮肤造口术
E. 回肠膀胱术
F. 盆腔脂肪清除术

（43~45 题共用题干）

患者，女性，25 岁。膀胱刺激症状 2 年多，尿常规检查显示，尿中有大量红细胞、白细胞，血生化检查发现尿素氮和肌酐明显升高，IVP 显示右肾不显影，左肾重度积水，膀胱显影不佳。

43. 该患者最可能患的疾病是（ ）。
A. 慢性肾盂肾炎
B. 慢性膀胱炎
C. 泌尿系统结核
D. 肾结石合并肾积水
E. 间质性膀胱炎

44. 晚期泌尿系统结核的 MRI 表现不包括（ ）。
A. 肾盏、肾盂变形
B. 肾盏排列杂乱
C. 肾实质内有低信号脓腔
D. 输尿管扩张
E. 膀胱腔缩小

45. 如果诊断确立，目前应选择的治疗方案是（ ）。
A. 膀胱造瘘
B. 膀胱扩大
C. 血透
D. 左肾造瘘
E. 右肾切除

# 参考答案

## 一、单选题

| | | | | | | | | | |
|---|---|---|---|---|---|---|---|---|---|
| 1. A | 2. E | 3. A | 4. E | 5. E | 6. A | 7. E | 8. C | 9. D | 10. D |
| 11. C | 12. E | 13. D | 14. B | 15. D | 16. E | 17. C | 18. B | 19. B | 20. E |
| 21. C | 22. C | 23. C | 24. A | 25. E | 26. A | 27. E | 28. C | 29. B | 30. C |
| 31. E | 32. C | 33. B | 34. D | 35. C | | | | | |

## 二、多选题

| | | | | |
|---|---|---|---|---|
| 1. ABDE | 2. BCDE | 3. AB | 4. ABCDE | 5. ACDE |
| 6. ACD | 7. BCD | 8. ABC | 9. BCDE | 10. ABCDE |
| 11. ABCD | 12. ABCDE | 13. ABC | 14. ABDE | 15. BD |
| 16. ABCDE | 17. BCDE | 18. ABCDE | 19. ABD | 20. ABCDE |

## 三、案例分析题

| | | | | |
|---|---|---|---|---|
| 1. B | 2. C | 3. C | 4. C | 5. ABCE |
| 6. B | 7. ACE | 8. A | 9. BDE | 10. ACF |
| 11. ABCD | 12. B | 13. C | 14. C | 15. ABDEF |
| 16. C | 17. ABCDE | 18. CDF | 19. A | 20. B |
| 21. A | 22. F | 23. AB | 24. ABD | 25. CDEFGH |
| 26. B | 27. A | 28. BD | 29. ACD | 30. A |
| 31. A | 32. BCD | 33. CDFG | 34. C | 35. A |
| 36. F | 37. A | 38. BCE | 39. ABD | 40. ABCD |
| 41. A | 42. ABCDE | 43. C | 44. C | 45. D |

# 高级卫生专业技术资格考试用书
# 泌尿外科学模拟试卷（六）

中国协和医科大学出版社
北　京

# 模拟试卷（六）

## 一、单选题（以下每道考题有5个备选答案，请选择1个最佳答案）

1. 关于肾挫伤的临床特点，下列叙述不正确的是（  ）。
   A. 约占全部肾损伤的85%
   B. 损伤最轻微，肾被膜、肾盂、肾盏完整
   C. 可有被膜下局部淤血或血肿形成
   D. 有镜下血尿或轻微肉眼血尿
   E. 影像学检查可见造影剂外漏

2. 关于尿失禁的分类，下列叙述不正确的是（  ）。
   A. 按年龄分为小儿、成年男性、成年女性、老年男性、老年女性尿失禁
   B. 按尿失禁的特点分为持续性、间断性、完全性、夜间性
   C. 按病因分神经性、梗阻性、创伤性、精神性、先天性
   D. 临床常分为真性尿失禁、充盈性尿失禁、急迫性尿失禁、压力性尿失禁
   E. 按尿动力学分为真性压力性尿失禁、急迫性尿失禁、充盈性尿失禁、假性尿失禁

3. 关于早泄的治疗，叙述错误的是（  ）。
   A. 根本治疗就是提高射精刺激的阈值，增强男性对性刺激的耐受性
   B. 改良的“停-动-停”训练技术及性感集中训练
   C. 行为治疗简单易行，是原发性早泄的主要治疗手段
   D. 使用避孕套、龟头表面使用表面麻醉药以外源性降低敏感性
   E. 使用减弱射精反射的自主神经系统功能的药物治疗早泄

4. 保留肾单位手术肾实质切除范围应距肿瘤边缘（  ）。
   A. 0.5cm以内
   B. 0.5~1.0cm
   C. 1.0~1.5cm
   D. 1.5~2.0cm
   E. 2.0~2.5cm

5. 鉴别脓尿和结晶尿的主要方法是（  ）。
   A. 加热法
   B. 潜血试验
   C. 尿胆红素测定
   D. 尿三杯试验
   E. 乳糜试验

6. 肾绞痛的特点是（  ）。
   A. 持续性的胀痛
   B. 突发性剧烈绞痛并沿输尿管向下腹部放射
   C. 无其他任何并发症状
   D. 具有泌尿系结核典型的临床表现
   E. 疼痛持续时间长，不易缓解

7. 输精管结扎术的并发症不包括（  ）。
   A. 高热
   B. 出血与阴囊血肿
   C. 痛性结节
   D. 附睾郁积
   E. 性功能障碍

8. 关于痛性结节的叙述，不正确的是（　）。
A. 痛性结节是输精管结扎术的并发症之一
B. 发生于输精管结扎术后 6 个月
C. 可扪及结节且有疼痛，甚至反射到腹股沟、下腹部及腰骶部
D. 病理基础是精子漏出所致精子肉芽肿
E. 细菌感染是主要原因

9. 尿道狭窄患者进行尿道膀胱镜检查的主要目的是（　）。
A. 排除膀胱或尿道肿瘤
B. 术前了解狭窄部位和程度
C. 直视下尿道扩张
D. 进一步明确诊断
E. 确定是否合并膀胱结石

10. 良性前列腺增生失代偿期的主要表现是（　）。
A. 排尿困难
B. 肾功能不全
C. 血尿
D. 慢性尿潴留
E. 夜尿增多

11. 预防胱氨酸结石复发的主要方法为（　）。
A. 酸化尿液
B. 增加胱氨酸在尿中的溶解度
C. 降低尿钠水平
D. 降低胱氨酸的溶解度
E. 在小肠内结合胱氨酸

12. 泌尿男性生殖系统结核的原发灶多位于（　）。
A. 前列腺
B. 睾丸和附睾
C. 膀胱
D. 输尿管
E. 肾

13. 尿道探子检查及尿道扩张术的禁忌证是（　）。
A. 尿道或前列腺有急性炎症，或尿道分泌物过多
B. 尿道炎症、损伤、手术后狭窄
C. 慢性尿道炎
D. 轻度膀胱颈梗阻
E. 尿道或膀胱有结石或金属性异物

14. 良性前列腺增生（BPH）患者药物治疗的长期目标是缓解疾病的临床进展，预防并发症的发生，其中，可以减少急性尿潴留或 BPH 患者接受手术治疗风险的药物是（　）。
A. $\alpha_1$受体阻滞剂
B. 5$\alpha$ 还原酶抑制剂
C. M 受体阻滞剂
D. 植物制剂
E. 中药

15. 密度较低，在 KUB 平片上的显影比较均匀浅淡，呈磨玻璃状的结石是（　）。
A. 胱氨酸结石
B. 纯尿酸结石
C. 黄嘌呤结石
D. 三聚氰胺结石
E. 胆固醇结石

16. 尿细菌培养菌落计数每毫升尿在多少个以上提示尿路感染（　）。
A. $10^2$以上
B. $10^3$以上
C. $10^5$以上
D. $10^7$以上
E. $10^9$以上

17. 诊断恶性肿瘤最重要的依据是（　）。
A. 病程短、发展快
B. 肿块质硬、固定
C. 血清酶学及免疫学检查
D. X 线、放射性核素或超声波检查
E. 组织病理学检查

18. 女性尿路感染最常见的途径是（　）。
A. 淋巴感染
B. 直接感染
C. 上行感染
D. 下行感染
E. 血行感染

19. 患者，女性，21 岁。根据所示图像，最可能诊断为（　）。

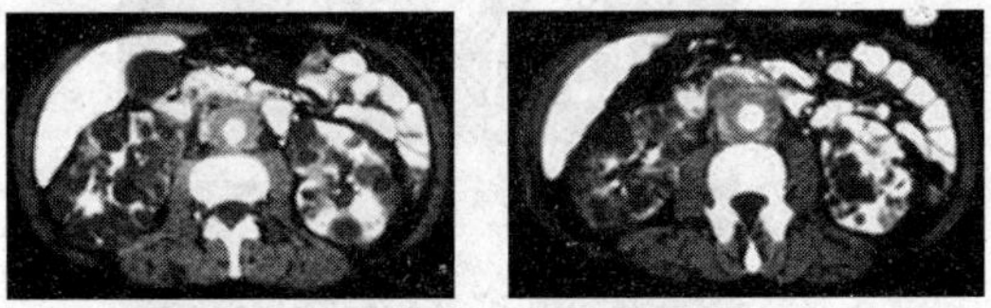

A. 多囊肾
B. 双肾多发性囊肿
C. 双肾多房性囊性肾瘤
D. 多囊肾并腹膜后纤维化
E. 双肾囊性肾癌并腹膜后淋巴结转移

20. 常染色体显性遗传型多囊肾作为一种多系统全身性疾病，可累及肝、脾、胰、卵巢及结肠等，其中最常见的是（　）。
A. 肝囊肿
B. 脾囊肿
C. 胰囊肿
D. 卵巢囊肿
E. 结肠囊肿

21. 阴茎癌 Jackson 分期中，肿瘤浸润到阴茎体，无淋巴结或远处转移属于（　）。
A. Ⅰ期 A
B. Ⅱ期 A
C. Ⅱ期 B
D. Ⅲ期 C
E. Ⅳ期 D

22. 下列哪项因素与肾结石形成无关（　）。
A. 维生素代谢
B. 分解尿素的细菌
C. 长期卧床
D. 输尿管肾盂结合部狭窄
E. 营养吸收障碍

23. 对诊断泌尿系结石最重要的辅助检查是（　）。
A. 膀胱镜
B. IVP 和 KUB 平片
C. B 超
D. CT
E. MRI

24. 尿道狭窄的主要临床表现不包括（　）。
A. 排尿困难
B. 尿线变细
C. 血尿
D. 夜尿
E. 尿痛

25. 有关泌尿、男性生殖系统感染的分类，叙述正确的是（　）。
A. 泌尿系统感染可分为上尿路感染和下尿路感染
B. 泌尿系统感染包括肾皮质化脓性感染、肾盂肾炎
C. 男性生殖系统感染包括膀胱炎、尿道炎
D. 非特异性感染，包括急、慢性前列腺炎
E. 以上都是

26. 下列关于男性尿道恶性肿瘤，叙述不正确的是（　）。

A. 较少见，多发生在50岁以后

B. 膀胱癌伴有原位癌者易伴发尿道癌

C. 原发性尿道癌以鳞状细胞癌最多见，多位于尿道球部及悬垂部

D. 男性尿道癌早期临床症状有其特征性

E. 排泄性或逆行性尿道造影或双重对比造影可用于尿道肿瘤的诊断

27. 左肾结石1.2cm，肾积水轻度，尿检有红细胞，应采取的治疗方法是（　）。

A. 肾盂切开取石

B. 肾镜取石

C. 药物排石治疗

D. 肾盂肾窦切开取石

E. 体外震波碎石

28. 关于男性尿道损伤的临床特点，叙述不正确的是（　）。

A. 火器伤、刃器伤、踢伤为最常见的致伤因素

B. 前后尿道损伤的致伤原因、临床表现和救治原则不尽相同

C. 分为挫伤、破裂和断裂3种类型

D. 表现有尿道口流血、排尿困难及尿潴留

E. 尿道破裂或断裂后，形成尿外渗

29. 鉴别腹膜内型和腹膜外型膀胱破裂最好的方法是（　）。

A. 膀胱造影

B. 排泄性尿路造影

C. CT

D. 膀胱镜检查

E. B超

30. 患者，男性，71岁。无痛性肉眼血尿4个月，CT检查如下图所示，以下叙述不正确的是（　）。

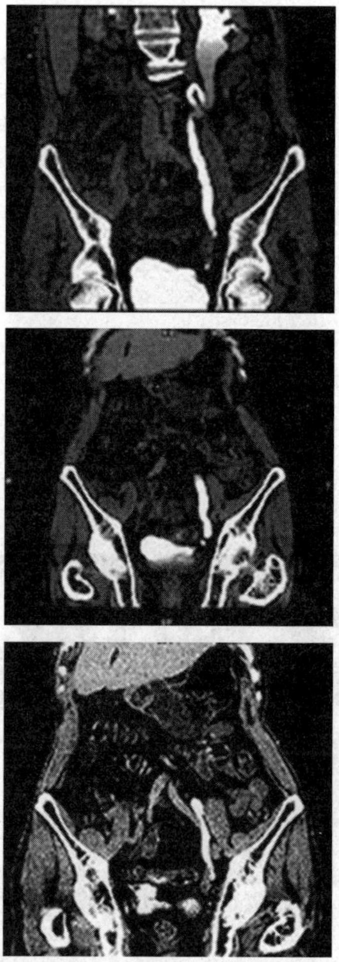

A. 左侧肾盂扩张积水

B. 左侧输尿管中上段扩张

C. 考虑为左侧输尿管下段癌

D. 考虑为左侧输尿管炎

E. 左侧输尿管下段可见节段状不规则的软组织肿块影

31. 患者，男性，22岁。高空作业时不慎坠下，半空中左腰部受钢管阻拦后身体落地。查体：神清，面色苍白，四肢厥冷，心率130次/分，血压70/50mmHg，左腰部局部隆起，皮下见大片淤斑，插

入尿管，尿色清，超声提示左肾周围大量血凝块，诊断考虑为（　）。
A. 肾挫伤
B. 肾部分裂伤
C. 肾全层裂伤
D. 肾蒂损伤
E. 皮下组织大面积损伤

32. 前列腺炎的特点不包括（　）。
A. 无泌尿系感染症状
B. 前列腺液细菌培养阴性
C. 前列腺液中有白细胞
D. 常伴有神经症
E. 青年男性多见

33. 下列对于淋球菌生物特性的叙述错误的是（　）。
A. 不耐干热和寒冷
B. 42℃存活 15 分钟
C. 适宜在干燥条件下生长
D. 为革兰阴性双球菌
E. 人类是其唯一的天然宿主，且对其几乎无免疫力

34. 急性前列腺炎的治疗措施错误的是（　）。
A. 热水坐浴
B. 形成前列腺脓肿后应切开引流
C. 前列腺按摩，引流前列腺液
D. 如出现排尿困难，可行导尿或耻骨上膀胱穿刺造口术
E. 多饮水，保持排便通畅

35. 泌尿系感染最常见的致病微生物是（　）。
A. 葡萄球菌
B. 大肠埃希菌
C. 衣原体和支原体
D. 肠球菌
E. 变形杆菌

## 二、多选题（以下每道考题有 5 个备选答案，每题至少有 2 个正确答案）

1. 静态尿道压力测定（RUPP）的主要观察指标为（　）。
A. 最大尿道关闭压
B. 功能尿道长度
C. 尿道闭合压
D. 压力传导率
E. 控制带长度

2. 表现为阴囊内肿块的疾病有（　）。
A. 睾丸鞘膜积液
B. 精索鞘膜积液
C. 交通性鞘膜积液
D. 精索静脉曲张
E. 睾丸肿瘤

3. 关于肾移植急性排斥，以下叙述正确的有（　）。
A. 多发生于肾移植后第 1 周或数月内
B. 诊断的金标准是肾活检
C. B 细胞是主要的参与细胞
D. 诊断急性排斥之前应排除免疫抑制导致的移植肾中毒
E. 急性排斥应与急性肾小管坏死和输尿管梗阻相鉴别

4. 尿道癌根治性广泛脏器切除的范围包括（　）。
A. 阴茎
B. 尿道
C. 阴囊
D. 精索

E. 膀胱

5. 根据男性生理规律，可选择的节育途径有（ ）。
A. 干扰男性生殖活动的激素调节
B. 干扰睾丸的精子生成
C. 干扰附睾中的精子成熟
D. 干扰附属性腺的正常功能
E. 干扰精子输出

6. 常染色体显性遗传型多囊肾主要的诊断依据为（ ）。
A. 肾皮质、髓质布满无数液性囊肿
B. 明确的 ADPKD 表现
C. 基因连锁分析结果阳性
D. 是否存在多囊肝、肾功能不全、腹部疝、心脏瓣膜异常、胰腺囊肿、颅内动脉瘤、精囊囊肿等
E. 是否有家族史、高血压、肾功能损害及伴有多囊肝、胰腺囊肿、颅内动脉瘤等

7. 肾功能异常血液透析使用的透析液的基本要求有（ ）。
A. 与血液等渗，不发生渗透压变化
B. 制备简单，容易保存，不发生沉淀
C. 能去除代谢产物如尿素、尿酸、肌酐及其他毒性物质等
D. 保留并补充机体需要的物质如葡萄糖、氨基酸、碱性基团等
E. 纠正电解质紊乱和酸碱平衡失调

8. 阴茎癌放射治疗的晚期并发症有（ ）。
A. 皮肤黏膜水肿
B. 湿性脱皮
C. 纤维织炎
D. 阴茎坏死
E. 尿道狭窄

9. NIH 新分类法中，前列腺炎的分类有（ ）。
A. 急性细菌性前列腺炎（ABP）
B. 慢性细菌性前列腺炎（CBP）
C. 慢性前列腺炎/慢性盆腔疼痛综合征（CP/CPPS）
D. 炎症性 CPPS
E. 无症状炎症性前列腺炎（AIP）

10. 关于腔静脉后输尿管，下列叙述正确的有（ ）。
A. 常引起肾及输尿管上 1/3 的积水
B. 是输尿管先天发育异常
C. 静脉肾盂造影或逆行肾盂造影可显示上段输尿管呈“S”形扩张
D. 治疗方法为切断上段输尿管，移位至腔静脉前进行端端吻合
E. 必须切断下腔静脉再吻合

11. 前列腺增生组织由间质和腺上皮以不同的比例构成，可以分为 5 个病理类型，包括（ ）。
A. 基质型
B. 纤维肌肉型
C. 肌型
D. 纤维腺瘤型
E. 纤维肌肉腺瘤型

12. 关于尿道狭窄用金属尿道探条行尿道扩张，叙述错误的有（ ）。
A. 严格无菌操作
B. 选用较细的金属尿道探条
C. 可用尿道黏膜麻醉
D. 一次扩张成功不必定期治疗
E. 必要时扩张后留置导尿管

13. 肾癌的典型三联征为（ ）。
A. 疼痛

B. 血尿
C. 肿块
D. 膀胱刺激征
E. 发热

14. 逆行造影的禁忌证有（　）。
A. 下尿路感染
B. 尿路阴性结石
C. 尿道狭窄
D. 膀胱肿瘤
E. 泌尿系结核

15. 尿道下裂手术后的常见并发症有（　）。
A. 尿道皮肤瘘
B. 尿道狭窄
C. 尿道口狭窄
D. 尿道憩室
E. 阴茎下弯复发

16. 排尿困难的症状包括（　）。
A. 排尿中断
B. 尿线无力
C. 排尿不畅
D. 尿频尿急
E. 排尿失禁

17. 对于慢性细菌性前列腺炎的诊断，除了临床表现外，还应包括有诊断意义的检查是（　）。
A. 尿常规，WBC 2~4 个/HP
B. 前列腺液培养：阴性
C. 前列腺液常规：WBC 20~30 个/HP
D. 前列腺液常规：磷脂小体减少
E. B 超：前列腺被膜增厚

18. 在对膀胱肿瘤患者的检查中下列不恰当的有（　）。
A. 尿细胞学检查
B. 经直肠 B 超引导下肿瘤穿刺活检
C. 静脉肾盂造影
D. 膀胱镜
E. B 超引导下肿瘤穿刺活检

19. 隐睾对人体的危害有（　）。
A. 发生肿瘤机会大
B. 影响睾丸发育
C. 影响阴茎发育
D. 双侧者影响生育能力
E. 影响患儿的生长发育

20. 有关包茎及包皮过长的叙述正确的是（　）。
A. 包茎必须手术治疗，包皮过长无需手术
B. 婴幼儿包茎无需治疗，常可自愈
C. 包茎及包皮过长与阴茎癌有关
D. 包皮嵌顿必须手术，否则会发生局部坏死
E. 包茎的治疗首选尽早手术

## 三、案例分析题（每个案例至少有 3 个提问，每个提问有多个备选答案，其中正确答案有 1 个或几个）

（1~6 题共用题干）

患儿，男，21 个月。出生时即发现尿道口位于阴茎腹侧，站立排尿常尿湿衣裤。查体：尿道开口在阴茎体部，勃起时阴茎有下弯畸形。

1. 该患儿最可能的诊断是（　）。
A. 尿道上裂
B. 尿道下裂
C. 前尿道瓣膜
D. 后尿道瓣膜

E. 尿道重复畸形

2. 关于该疾病的叙述，正确的有（　）。
A. 临床分许多类型
B. 手术方法多种多样
C. 尿道开口异常，阴茎发育正常
D. 严重时外生殖器酷似女性的外生殖器
E. 手术的目的是矫正阴茎弯曲、修复尿道以恢复正常的排尿和性交功能

3. 该疾病的解剖学特征有（　）。
A. 尿道外口可位于阴茎腹侧面从会阴到阴茎头之间的任何位置
B. 阴茎下弯
C. 系带缺如，阴茎缝和包皮不对称发育，阴茎缝可分裂成对称的两部分，形成“V”形皮肤缺损
D. 在阴茎的背侧形成“头巾”样包皮堆积
E. 阴茎上弯

4. 该患儿的病变按传统分型应该属于（　）。
A. 阴茎头型
B. 冠状沟型
C. 阴茎体型
D. 阴茎阴囊型
E. 会阴型

5. 该患儿手术治疗的目的不包括（　）。
A. 延长阴茎
B. 完全矫正阴茎下弯
C. 修复缺失尿道
D. 术后能站立排尿
E. 使新建尿道口位于阴茎头正位

6. 该患儿最佳的手术方法是（　）。
A. 分期行阴茎下弯矫正术加保留尿道板修复尿道术
B. 一期行阴茎下弯矫正术加保留尿道板修复尿道术
C. 一期行阴茎下弯矫正术加尿道口前移阴茎头成形术
D. 一期行阴茎下弯矫正术加横行带蒂包皮内板皮尿道成形术
E. 一期行阴茎下弯矫正术加口腔黏膜尿道成形术

（7～11 题共用题干）

患者，女性，45 岁。因右腰部间断不适 2 年就诊。泌尿系统 B 超提示右肾及输尿管上段中度积水，左肾未见异常。肾功能未见异常。

7. 右侧静脉肾盂造影如下图所示。以下检查对判断泌尿系统梗阻原因有帮助的是（　）。

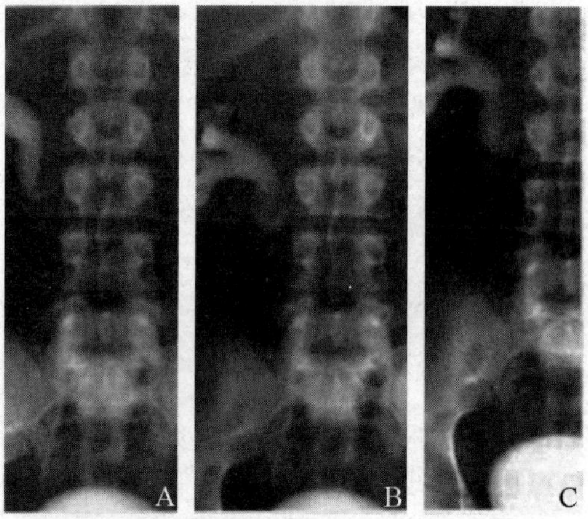


A. 尿动力学检查
B. 泌尿系统增强 CT
C. 逆行尿路造影
D. 静脉肾盂造影
E. 磁共振水成像检查
F. 核素利尿肾动态检查

8. 患者行泌尿系统增强 CT 扫描。静脉肾盂造影呈典型的“S”形改变。对该患者最可能的诊断是（　）。
A. 输尿管肾盂连接部狭窄

B. 输尿管结石
C. 腔静脉后输尿管
D. 肾结核
E. 腹膜后纤维化
F. 盆腔脂肪综合征

9. 患者术后恢复良好，无肾积水。术后 5 年，复查泌尿系统 B 超，提示右肾积水再次加重，皮质厚1.0cm；左肾正常。泌尿系统增强 CT 提示右侧输尿管吻合部狭窄。血肌酐及尿素氮水平轻度高于正常值。对该患者合理的处理方法是（　）。
A. 右肾切除术
B. 右肾造瘘术
C. 右肾盂输尿管连接部成形术
D. 右侧输尿管切断，于腔静脉前端端吻合术
E. 右输尿管切断，膀胱再植术
F. 右侧回肠代输尿管术

10. 此时对该患者合理的处理方法有（　）。
A. 右肾切除术
B. 右肾输尿管全长切除术
C. 右肾盂输尿管连接部成形术
D. 右侧输尿管切断再吻合术
E. 输尿管支架（D-J 管）置入术
F. 右侧回肠代输尿管术

11. 回肠代输尿管术的禁忌证包括（　）。
A. 术前血肌酐水平过高
B. 逼尿肌收缩功能差
C. 膀胱出口梗阻
D. 炎症性肠病
E. 放射性膀胱炎
F. 神经源性膀胱

（12~16 题共用题干）
患者，男性，19 岁。右侧阴囊肿大 1 年，肿块大小无变化，无明显疼痛。查体：右侧阴囊肿大，精索正常，可触及囊性感肿块，挤压时无变化，睾丸触及不清，透光试验为阳性。

12. 患者最可能诊断为（　）。
A. 右侧斜疝
B. 右睾丸鞘膜积液
C. 右睾丸肿瘤
D. 右交通性鞘膜积液
E. 右精索静脉曲张

13. 关于睾丸鞘膜积液，以下叙述正确的是（　）。
A. 婴幼儿睾丸鞘膜积液可自愈
B. 精索静脉曲张可继发睾丸鞘膜积液
C. 阴囊内容物手术后可继发睾丸鞘膜积液
D. 附睾炎症可继发睾丸鞘膜积液
E. 透光试验阴性可除外睾丸鞘膜积液

14. 患者首选的治疗为（　）。
A. 热敷
B. 理疗
C. 穿弹力内裤
D. 手术治疗
E. 阴囊托起

15. 如果选择手术治疗，术后并发症包括（　）。
A. 阴囊血肿
B. 睾丸扭转
C. 睾丸萎缩
D. 精索静脉曲张
E. 术后复发

16. 如果该患者为 8 个月的婴儿，其首选的治疗应为（　）。
A. 热敷

B. 穿弹力内裤
C. 穿刺抽吸治疗
D. 等待观察
E. 阴囊托起

(17~24 题共用题干)

患者，男性，20 岁。因从楼梯摔倒后排不出尿 8 小时就诊。查体：T 37℃，P 90 次/分，R 22 次/分，BP 110/60mmHg。腹软，膀胱膨胀至脐下二横指。骨盆压痛明显。血常规示：WBC $5\times10^9$/L，中性粒细胞 66%，Hb 120g/L。阴囊、会阴无肿胀。直肠指诊：直肠前方有压痛，指套无血迹。

17. 患者应考虑的诊断有（ ）。
A. 创伤出血性休克
B. 后尿道断裂
C. 后尿道挫伤
D. 球部尿道断裂
E. 球部尿道挫伤
F. 膀胱破裂
G. 骨盆骨折

18. 以下处理属于绝对禁忌的有（ ）。
A. 试插尿管
B. Ⅰ期尿道吻合术
C. 尿道会师牵引术
D. 膀胱穿刺造瘘术
E. 会阴切开尿外渗引流术
F. 剖腹探查有无伴发伤

19. 患者第一次试插尿管失败。以下处理正确的有（ ）。
A. 再试插不同大小的导尿管
B. 用金属导尿管导尿
C. 尿道会师牵引术
D. 抗感染
E. 密切观察有无休克的表现

20. 患者拟行尿道会师牵引术。牵引时应使阴茎与躯干成为多少度角（ ）。
A. 65°
B. 55°
C. 45°
D. 35°
E. 25°
F. 15°

21. 最合适的牵引重量是（ ）。
A. 100~250g
B. 250~400g
C. 400~500g
D. 500~750g
E. 750~1000g
F. 1000~1250g

22. 最合适的牵引时间是（ ）。
A. 4~7 天
B. 7~10 天
C. 10~13 天
D. 13~16 天
E. 16~19 天
F. 19~21 天

23. 最合适的留置尿管时间是（ ）。
A. 1~2 周
B. 2~3 周
C. 3~4 周
D. 4~6 周
E. 6~7 周
F. 7~8 周

24. 拔尿管后定期复查的指标有（ ）。
A. 自由尿流率
B. 尿常规
C. 膀胱压力容积测定

D. 压力流率测定

E. 静态尿道压力描记

(25~27 题共用题干)

患者，女性，34 岁。尿频、尿急 3 年余，症状反反复复，时重时轻。在外院多种抗生素治疗不见好转，多次尿常规检查偶见少量红、白细胞，最近患者尿急症状加重，偶有尿失禁出现。

25. 此患者临床诊断可能性最大的是（ ）。
A. 急性膀胱炎
B. 慢性膀胱炎
C. 泌尿系结核
D. 间质性膀胱炎
E. 过度活动膀胱

26. 此患者尿失禁的类型属于（ ）。
A. 精神性尿失禁
B. 压力性尿失禁
C. 急迫性尿失禁
D. 充盈性尿失禁
E. 真性尿失禁

27. 可用于治疗的非选择性 M 受体阻滞药为（ ）。
A. 溴丙胺太林
B. 特拉唑嗪
C. 多沙唑嗪
D. 奥昔布宁
E. 托特罗定

(28~31 题共用题干)

患者，男性，46 岁。因“面圆红、体重增加 4 年，高血压 3 年，双下肢水肿 1 年”就诊。患者 4 年前开始出现面红，多食，且于近 2 年来体重增加 20kg。3 年前发现高血压，血压最高 180/120mmHg。无头痛、心悸、大汗。1 年前出现双下肢水肿，到当地医院行腹部超声检查，提示双侧肾上腺低回声肿物，左侧 3cm × 5cm × 6cm，右侧 4cm × 6cm × 5cm。查体：血压 160/110mmHg。面圆红、面部多发痤疮，双侧锁骨上窝脂肪垫。肥胖，以躯干为主，四肢变细、凹陷性水肿，下腹可见淡紫色条纹。

28. 患者可能的诊断是（ ）。
A. 库欣综合征
B. 库欣病
C. 异位促肾上腺素皮质激素（ACTH）综合征
D. 肾上腺肿瘤
E. 肾上腺囊肿
F. ACTH–非依赖性肾上腺大结节增生

29. 患者需进一步完善的具有重要诊断价值的检查是（ ）。
A. 泌尿系超声检查
B. 腹部及盆腔 CT 平扫 + 增强
C. 泌尿系核磁（MRU）
D. PET–CT
E. 静脉肾盂造影
F. 肾血流功能显像

30. 患者完善了腹部 + 盆腔 CT 检查（如下图）。为了进一步明确诊断，进一步还需做的内分泌检查有（ ）。

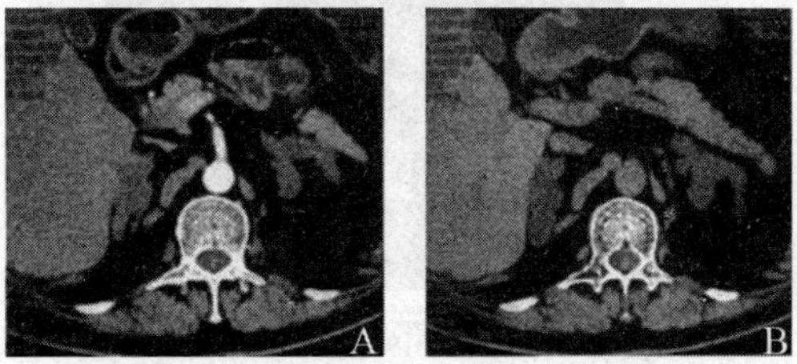


A. 血浆 ACTH
B. 血清皮质醇节律
C. 24 小时尿游离皮质醇

D. 24 小时尿儿茶酚胺
E. 血硫酸脱氢表雄酮
F. 小剂量地塞米松抑制试验

31. 内分泌检查结果如下：血浆 ACTH <1.1pmol/L。皮质醇节律消失（0 点皮质醇 2.86pmol/L），24 小时尿游离皮质醇 868.76nmol/24h，小剂量地塞米松抑制试验不被抑制，24 小时尿儿茶酚胺正常。硫酸脱氢表雄酮 2.6μmol/L。目前该患者最可能的诊断是（ ）。
A. 肾上腺皮质腺瘤
B. 肾上腺嗜铬细胞瘤
C. 肾上腺皮质癌
D. ACTH–非依赖性肾上腺大结节增生
E. 肾上腺髓样脂肪瘤
F. 肾上腺转移癌

（32~35 题共用题干）

患者，男性，60 岁。14 天前查腹部 B 超提示腹膜后肿物，进一步查腹部 CT，提示左侧中下腹巨大团块影（如下图）。患者否认腰痛、尿频、尿痛、血尿及排尿困难等症。自述既往有 9 年高血压病史，口服硝苯地平控释片（拜新同）治疗，血压控制良好。

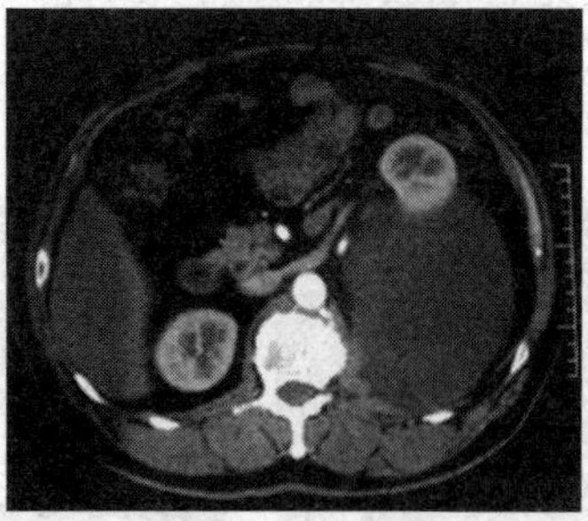

32. 根据该患者腹部 CT 表现，可诊断的疾病有（ ）。
A. 脂肪瘤
B. 淋巴管瘤
C. 血管平滑肌脂肪瘤
D. 纤维瘤
E. 肾细胞癌
F. 神经鞘瘤

33. 患者拟行腹膜后肿瘤切除术，术中最可能损伤的器官是（ ）。
A. 胰头
B. 十二指肠
C. 脾脏
D. 腹主动脉
E. 腹腔干
F. 肠系膜下动脉

34. 患者术后肿瘤组织病理活检提示孤立性纤维瘤，术后应采取的治疗为（ ）。
A. 观察随访
B. 放疗
C. 伊马替尼治疗
D. 环磷酰胺治疗
E. 大剂量糖皮质激素冲击疗法
F. 腹膜后淋巴结清扫

35. 肾孤立性纤维瘤的临床表现有（ ）。
A. 腰痛
B. 血尿
C. 血钾降低
D. 肾盂积水
E. 皮肤结节
F. 高血糖

（36~40 题共用题干）

患者，男性，43 岁。因左腰部疼痛难忍，疼痛向睾丸和股内侧放射，伴恶心、呕吐 4 小时就诊。查体：T 36.6℃，HR 80 次/分，BP 150/90mmHg。轻度腹胀，腹软无压痛，左脊肋角压痛明显，左肾区叩击痛明显，肠鸣音减弱。

36. 为明确诊断，应选择的检查项目有（ ）。
A. 血常规
B. 尿常规
C. 尿红细胞位相
D. 血淀粉酶
E. 尿淀粉酶
F. 泌尿系 B 超
G. 腹部泌尿系平片（KUB）
H. 静脉尿路造影（IVU）
I. 腹部 X 线平片

37. 在检查的过程中，患者疼痛呈阵发性加重，立即肌注阿托品，1 小时后仍未缓解。对患者进一步的处理措施有（ ）。
A. 禁食
B. 胃肠减压
C. 再次肌注阿托品
D. 肌注盐酸哌替啶
E. 静脉输液加用地西泮
F. 口服或静脉注射广谱抗生素
G. 应用利尿剂

38. 经上述处理，患者的疼痛症状完全缓解。泌尿系 B 超检查：左肾盂轻度积水，左输尿管上段可见一直径约 0.5cm 的强光点回声伴有声影，其他影像学检查未见异常。进一步治疗包括（ ）。
A. 临床密切观察
B. 中药排石治疗
C. 体外冲击波碎石术
D. 输尿管镜取石术
E. 经皮肾镜取石术
F. 输尿管逆行插管结合体外冲击波碎石术
G. 输尿管切开取石术

39. 为预防本病复发，可以采用的措施有（ ）。
A. 多饮水
B. 多运动
C. 口服抗生素以预防感染
D. 口服 10% 的枸橼酸钾
E. 少食动物蛋白和牛奶制品
F. 不限制钠盐的摄入

40. 为预防结石复发，应限制的食物有（ ）。
A. 马铃薯
B. 洋葱
C. 菠菜
D. 菜花
E. 南瓜
F. 坚果类
G. 西红柿
H. 浓茶

（41～45 题共用题干）

患者，男性，55 岁。因左腰部胀痛不适半年，左侧肾绞痛 4 小时就诊。查体：左肾区轻度叩击痛。查泌尿系 B 超：双肾结石伴有左肾积水，上段输尿管扩张。

41. 患者就诊时首先应该进行的检查有（ ）。
A. 尿常规
B. 尿结核菌检查
C. 尿细胞学检查
D. 血肾功能检测
E. 腹部泌尿系平片（KUB）
F. 静脉肾盂造影（IVP）
G. 逆行尿路造影
H. 磁共振尿路水成像（MRU）
I. 放射性核素肾图

42. 尿路X线平片：右肾区于腰1横突水平可见多个高密度影，直径在0.5~1.0cm，左侧于腰2横突外侧可见一个直径约1.2cm不规则高密度影。该患者右肾区高密度影需要与下列哪些病变进行鉴别（　）。
A. 肾结核钙化
B. 输尿管结核
C. 肾上腺结核钙化
D. 胆囊结石
E. 肠系膜淋巴结钙化
F. 静脉石
G. 腹膜后纤维化

43. 静脉排泄性尿路造影：右肾下盏多发结石，伴有肾下盏重度积水，下极肾脏实质明显变薄；左输尿管中、上段结石，直径1.1cm，伴有左肾盂中度积水。根据泌尿系结石的处理原则，该患者的治疗方法应首先选择的是（　）。
A. 右肾部分切除术
B. 右肾盂切开取石术
C. 右肾实质切开取石术
D. 右肾下盏结石行体外冲击波碎石术（ESWL）
E. 右肾盂结石经皮肾镜碎石、取石术
F. 左输尿管切开取石术
G. 左输尿管结石行ESWL
H. 左侧行输尿管镜碎石、取石术
I. 左侧行经皮肾镜碎石、取石术

44. 该患者为右肾下盏多发结石，最佳的治疗方法是（　）。
A. 局限性肾盂积水可以随访观察
B. 肾部分切除术
C. 肾盂切开取石术
D. 经肾窦切开取石术
E. 右肾实质切开取石术
F. 右肾下盏结石行ESWL
G. 右肾盂结石经皮肾镜碎石、取石术

45. 该患者若行经皮肾镜手术，术前、中、后都需进行的处理有（　）。
A. 术前尿细菌培养
B. 术前备血
C. 术前和术中应用广谱抗生素
D. 术前放置输尿管导管
E. 术中和术后应用止血药
F. 若手术超过1小时，术后应该用利尿剂
G. 冲洗液中常规加入庆大霉素
H. 手术结束时常规放置DJ管
I. 手术结束时常规放置肾造瘘管
J. 手术后右上腹放置沙袋以压迫止血

# 参考答案

## 一、单选题

| | | | | | | | | | |
|---|---|---|---|---|---|---|---|---|---|
| 1. E | 2. A | 3. C | 4. B | 5. E | 6. B | 7. A | 8. E | 9. B | 10. D |
| 11. B | 12. E | 13. A | 14. B | 15. A | 16. C | 17. E | 18. C | 19. D | 20. A |
| 21. C | 22. E | 23. B | 24. E | 25. E | 26. D | 27. E | 28. A | 29. A | 30. D |
| 31. D | 32. B | 33. C | 34. C | 35. B | | | | | |

## 二、多选题

| | | | | |
|---|---|---|---|---|
| 1. ABE | 2. ABCD | 3. ABDE | 4. ABCDE | 5. ABCDE |
| 6. ABC | 7. ABCDE | 8. CDE | 9. ABCDE | 10. ACD |
| 11. ABCDE | 12. BD | 13. ABC | 14. AC | 15. ABCDE |
| 16. ABC | 17. CD | 18. BE | 19. ABD | 20. CE |

## 三、案例分析题

| | | | | |
|---|---|---|---|---|
| 1. B | 2. ABDE | 3. ABCD | 4. C | 5. A |
| 6. D | 7. BCDEF | 8. C | 9. D | 10. DEF |
| 11. ABCDEF | 12. B | 13. ACDE | 14. D | 15. ABCE |
| 16. D | 17. BG | 18. EF | 19. CDE | 20. C |
| 21. D | 22. B | 23. D | 24. AB | 25. E |
| 26. C | 27. E | 28. ADF | 29. B | 30. ABCDEF |
| 31. D | 32. ABCDF | 33. C | 34. A | 35. ABD |
| 36. ABFG | 37. CDE | 38. AB | 39. ABE | 40. CFGH |
| 41. ADE | 42. ADE | 43. GH | 44. G | 45. ABCDEFHI |